Sous la direction de **Joe-Elie Salem**

OPHTALMOLOGIE

en *1000 QROC*

Edouard **Koch**
Alexandre **Sellam**

ellipses

ISBN 97827298-86837

32, rue Bargue 75740 Paris cedex 15

www.editions-ellipses.fr

Table des matières

RÉPONSES

Glossaire

AMIR : anomalies microvasculaires intrarétiniennes

APS : antipaludéens de synthèse

ATCD : antécédent

AVC : accident vasculaire cérébrale

BAV : baisse d'acuité visuelle

CBH : Claude Bernard Horner

CE : corps étranger

CMV : Cytomégalovirus

CRP : Protéine C réactive

DMLA : dégénérescence maculaire liée à l'âge

DR : décollement de rétine

ERG : électrorétinogramme

ETO : échographie transoesophagienne

FO : fond d'œil

GAFA : glaucome aigu par fermeture de l'angle

HLA : Human Leucocyte Antigen

HTA : hypertension artérielle

HTIC : hypertension intracrânienne

HTLV 1 : Human T-Lymphotropic Virus

ICG : infracyanine

IRM : imagerie par résonnance magnétique

IV : intraveineux

IVT : intra vitréen

LASIK : Laser-assisted-in situ keratomileusis

LEAD : Lupus Erythémateux aiguë disséminé

MLA : maculopathie liée à l'âge

NFS : numération formule sanguine

NOIA : neuropathie optique ischémique antérieure

NORB : névrite optique rétrobulbaire

OACR : occlusion de l'artère centrale de la rétine

OBAR : occlusion de branche artérielle de la rétine

OBVR : occlusion de branche veineuse rétinienne

OCT : tomographie par cohérence optique

OMC : œdème maculaire cystoïde

OVCR : occlusion de la veine centrale de la rétine

PAN : péri artérite noueuse

PDT : photothérapie dynamique

PIO : pression intraoculaire

PKR : photokératectomie réfractive

PO : per os

RCH : Rectocolite hémorragique

RPM : réflexe photomoteur

RR : risque relatif

SD-OCT : tomographie par cohérence optique en spectral domain

SEP : sclérose en plaques

SLA : sclérose latérale amyotrophique

SPA : spondylarthrite ankylosante

VEGF : Vascular Endothelial Growth Factor

VHB : virus de l'Hépatite B

VHC : virus de l'Hépatite C

VIH : virus d'immunodéficience humain

VS : vitesse de sédimentation

Chapitre 1

Sémiologie oculaire

FO normal

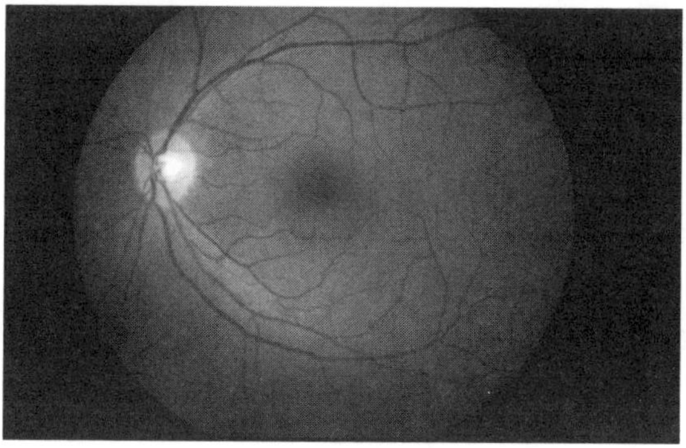

➤ réponses p. 158

■ [1] 2 signes de mydriase paralytique :

....

....

....

■ [2] 4 zones de passage de la voie parasympathique :

....

....

....

■ [3] 4 rôles du nerf moteur oculaire commun III :

....

....

....

■ [4] 2 parties de la conjonctive :

....

....

....

■ [5] 3 tests pour mettre en évidence un syndrome sec :

....

....

....

■ [6] 3 types de champ visuel :

....

....

....

■ [7] 3 principaux éléments du pôle postérieur :

....

....

....

■ [8] 10 couches de la rétine (de l'extérieur vers l'intérieur) :

....

....

....

■ [9] 5 lésions élémentaires du fond d'œil :

....

....

....

■ [10] 7 examens pour explorer une rétinopathie :

....

....

....

■ [11] 2 tissus constituant la rétine :

....

....

....

■ [12] 2 types de photorécepteurs :

....

....

....

■ [13] 3 constituants de l'uvée :

....

....

....

■ [14] Quelles sont les informations apportées par la réalisation d'une gonioscopie ?

....

....

....

■ [15] Quelles sont les structures visibles en gonioscopie ?

....

....

....

Chapitre 2

Greffes de cornée

9. Certificats médicaux. Décès et législation. Prélèvements d'organes et législation

- Préciser les règles générales d'établissement des certificats médicaux et leurs conséquences médico-légales, y compris les certificats de coups et blessures et notions d'ITT. Décrire l'examen d'un cadavre, connaître les différents types d'autopsie.
- Préciser les principes de la législation concernant le décès et l'inhumation.
- Préciser les principes de la législation concernant les prélèvements d'organes

197. Transplantation d'organes : Aspectsépidémiologiques et immunologiques ; principes de traitement et surveillance ; complications et pronostic ; aspects éthiques et légaux

- Expliquer les aspects épidémiologiques et les résultats des transplantations d'organe et l'organisation administrative.
- Argumenter les aspects médico-légaux et éthiques liés aux transplantations d'organes.
- L'exemple de la transplantation rénale : expliquer les principes de choix dans la sélection du couple donneur-receveur et les modalités de don d'organe. Argumenter les principes thérapeutiques, et les modalités de surveillance d'un sujet transplanté rénal.

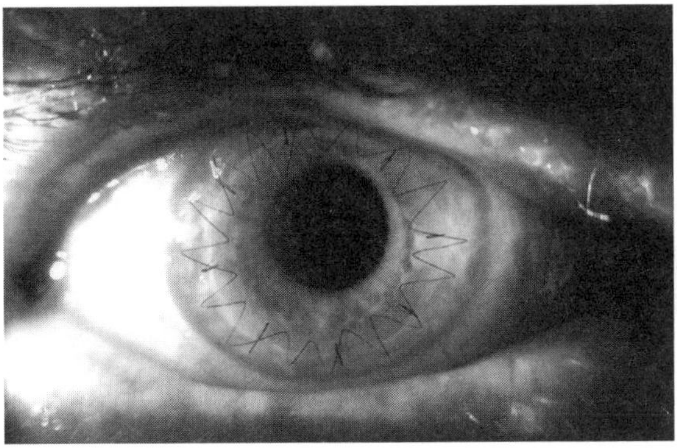

- Recommandations et conférence de consensus pour approfondir :

  Technical Guidelines for ocular tissu – EEBA (European Eye Bank Association) – Février 2013

  Décret 99-741 du 30 aout 1999 relatif aux conditions d'autorisation des établissements publics de santé et organismes exerçant les activités régies par l'article L. 672-10 du code de la santé publique et aux modalités d'exercice de ces activités et modifiant le code de la santé publique – JO du 1er septembre 1999

➤ réponses p. 159

■ [1] 5 obligations pour un prélèvement de cornée :

...

■ [2] 3 contre-indications locales au don de cornée :

...

■ [3] 3 pathologies à risque de manipulation tissulaire :

...

■ [4] 5 pathologies à risque de transmission donneur-receveur :

...

■ [5] 3 contre-indications au don de cornée :

...

■ [6] 2 techniques de prélèvements de cornée :

...

■ [7] 5 avantages à l'excision in situ de cornée :

....

....

....

■ [8] 5 obligations du médecin préleveur :

....

....

....

■ [9] 3 exemples empêchant un prélèvement de cornée :

....

....

....

■ [10] 3 rôles de l'établissement français des greffes :

....

....

....

■ [11] 3 particularités de la cornée en faisant un tissu propice à la greffe :

....

....

....

■ [12] 4 critères de risque de rejet de greffe de cornée :

....

....

....

■ [13] 6 complications d'une greffe de cornée :

....

....

....

■ [14] 5 causes de greffe de cornée :

....

....

....

■ [15] 2 traitements pour éviter le rejet de greffe de cornée :

....

....

....

■ [16] 3 maladies susceptibles de récidiver après une greffe de cornée :

....

....

....

■ [17] 2 types de greffe de cornée :

....

....

....

■ [18] 5 types de greffe concernant le globe oculaire :

....

....

....

■ [19] La cause la plus fréquente de greffe de cornée :

....

....

....

■ [20] 3 signes cliniques de rejet de greffe de cornée :

....

....

....

Chapitre 3

Suivi d'un nourrisson, dépistage des troubles visuels

44. Suivi d'un nourrisson, d'un enfant et d'un adolescent normal. Dépistage des anomalies orthopédiques, des troubles visuels et auditifs. Examens de santé obligatoires. Médecine scolaire. Mortalité et morbidité infantiles

- Assurer le suivi d'un nourrisson, d'un enfant et d'un adolescent normaux.
- Argumenter les modalités de dépistage et de prévention des troubles de la vue et de l'ouïe.
- Argumenter les modalités de dépistage et de prévention des principales anomalies orthopédiques.
- Connaître les modalités du dépistage de la luxation congénitale de la hanche au cours des six premiers mois.
- Connaître la morphologie des membres inférieurs de l'enfant et son évolution au cours de la croissance.
- Connaître les déformations du rachis de l'enfant et de l'adolescent, les modalités de leur dépistage, et leurs conséquences.

➤ réponses p. 161

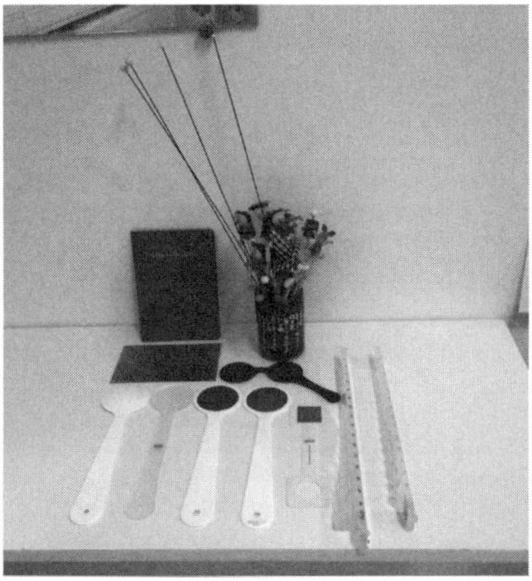

- Recommandations et conférence de consensus pour approfondir :

  Dépistage précoce des troubles de la fonction visuelle chez l'enfant pour prévenir l'amblyopie – Recommandation de bonne pratique – HAS octobre 2002

  Dépistage des troubles visuels chez l'enfant – Ministère des Affaires sociales et de la Santé – www.sante.gouv.fr

■ [1] 5 examens ophtalmologiques obligatoires chez l'enfant :

■ [2] 7 signes d'alarme de malvoyance chez l'enfant :

■ [3] 4 réflexes oculaires et leur apparition :

■ [4] 2 infections maternofoetales responsables d'atteinte ophtalmique chez le nouveau-né :

■ [5] 2 causes de leucocorie :

■ [6] 2 causes d'amblyopie :

■ [7] Pourcentage d'enfant de moins de 6 ans porteurs d'une anomalie visuelle :

....

....

....

■ [8] 4 étapes clefs pour le traitement de l'amblyopie :

....

....

....

■ [9] 1 réflexe présent dès la naissance :

....

....

....

■ [10] 3 examens à réaliser en cas de suspicion d'amblyopie :

....

....

....

■ [11] 1 diagnostic à éliminer devant une leucocorie chez l'enfant :

....

....

....

■ [12] 2 signes d'appel de cataracte congénitale chez l'enfant :

....

....

....

■ [13] 2 causes de larmoiement à la naissance :

....

....

....

■ [14] À quel moment de la vie apparait le reflexe photomoteur ?

....

....

....

■ [15] 1 diagnostic à évoquer devant une buphtalmie (gros œil) chez le nouveau-né ?

....

....

....

■ [16] Quelles sont les causes de cataracte du jeune enfant ?

....

....

....

■ [17] 1 diagnostic à évoquer devant une uvéite à œil blanc chez l'enfant et 1 examen à pratiquer ?

....

....

....

■ [18] 1 signe clinique d'une ethmoïdite compliquée d'une thrombose du sinus caverneux :

....

....

....

■ [19] 3 symptômes faisant suspecter une suppuration intra orbitaire en cas d'ethmoïdite de l'enfant :

....

....

....

Chapitre 4

Cataracte

127. Déficit neurosensoriel chez le sujet âgé

- Diagnostiquer les maladies de la vision liées au vieillissement et en discuter la prise en charge thérapeutique, préventive et curative.
- Diagnostiquer une cataracte, connaitre les conséquences, les principes de traitement.
- Diagnostiquer les troubles de l'audition liés au vieillissement, et en discuter la prise en charge thérapeutique, préventive et curative.

➤ réponses p. 163

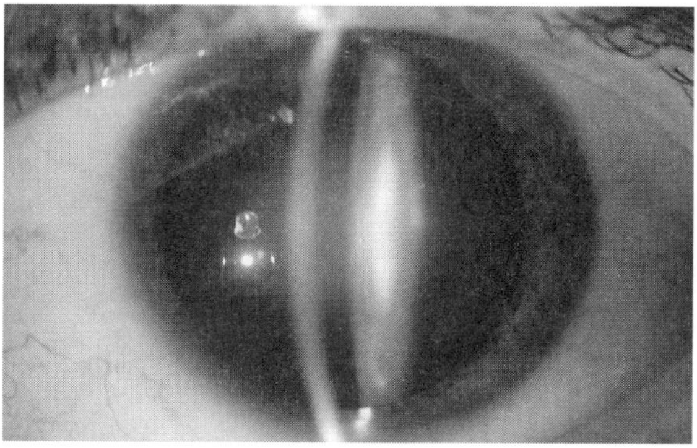

- Recommandations et conférence de consensus pour approfondir :

  Conditions de réalisation de la chirurgie de la cataracte : environnement technique – rapport d'évaluation – HAS – juillet 2010

  Antibioprophylaxie en chirurgie oculaire – Bonnes pratiques de préparation du céfuroxime au bloc opératoire pour injection intracamérulaire – Société Française d'Ophtalmologie (SFO) – Société Française d'Hygiène Hospitalière (SF2H) – mai 2011

■ [1] 5 signes d'appel d'une cataracte :

....

....

....

■ [2] 4 types de cataractes :

....

....

....

■ [3] 5 causes de cataracte :

....

....

....

■ [4] 2 signes de cataracte nucléaire :

....

....

....

■ [5] 1 examen complémentaire nécessaire en cas de cataracte :

....

....

....

■ [6] 3 types d'anesthésie en chirurgie de la cataracte par ordre de fréquence :

....

....

....

■ [7] 3 types d'anesthésie locorégionale en chirurgie de la cataracte :

....

....

....

■ [8] 2 types d'extraction du cristallin par ordre de fréquence en Europe :

....

....

....

■ [9] 7 étapes de la chirurgie de la cataracte :

....

....

....

■ [10] 4 complications fréquentes de la cataracte :

....

....

....

■ [11] 2 examens cliniques préopératoires lors de l'examen d'une cataracte :

....

....

....

■ [12] 3 causes classiques de cataracte sous capsulaire postérieure :

....

....

....

■ [13] 4 signes fonctionnels retrouvés en cas de cataracte :

■ [14] 3 complications d'une cataracte non opérée :

■ [15] 2 complications rétiniennes de la chirurgie de la cataracte :

■ [16] 1 traitement de l'opacification capsulaire postérieure :

■ [17] 2 examens pour calculer la puissance d'un implant avant chirurgie de la cataracte :

■ [18] Quelles sont les causes de cataracte iatrogène ?

■ [19] Quels sont les examens paracliniques à réaliser pour confirmer le diagnostic de cataracte ?

....

....

....

■ [20] Quel est l'acte chirurgical le plus fréquent en France ?

....

....

....

■ [21] Quel est l'intérêt des implants toriques utilisés en cas de chirurgie de la cataracte ?

....

....

....

■ [22] Quels sont les grands temps de la chirurgie de la cataracte ?

....

....

....

■ [23] Quel type d'antiobioprophylaxie est utilisé dans la chirurgie de la cataracte ?

....

....

....

■ [24] Quelles sont les particularités d'une cataracte post traumatique ?

....

....

....

■ [25] 1 diagnostic à évoquer devant une baisse d'acuité visuelle post chirurgie de cataracte :

....

....

....

Chapitre 5

Dégénérescence maculaire liée à l'âge

127. Déficit neurosensoriel chez le sujet âgé

- Diagnostiquer les maladies de la vision liées au vieillissement et en discuter la prise en charge thérapeutique, préventive et curative.
- Diagnostiquer une cataracte, connaitre les conséquences, les principes de traitement.
- Diagnostiquer les troubles de l'audition liés au vieillissement, et en discuter la prise en charge thérapeutique, préventive et curative.

➤ réponses p. 165

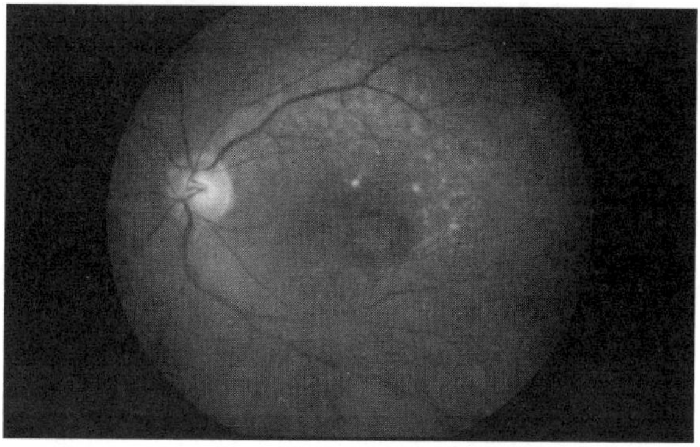

- Recommandations et conférence de consensus pour approfondir :

  Dégénérescence maculaire liée à l'âge : prise en charge diagnostique et thérapeutique : Recommandation, Argumentaire, Synthèse DMLA – Fiche thérapeutique, Synthèse DMLA – Fiche rééducation basse vision, Synthèse DMLA – Fiche diagnostique, Synthèse DMLA – Fiche information à donner aux patients – recommandation pour la pratique clinique HAS – juin 2012

  Point sur l'utilisation de la spécialité Avastin® par voie intra oculaire publié par la Direction Générale de Santé en août 2012 (après validation des recommandations par le Collège de la HAS)

  Bonnes Pratiques d'injection intra vitréenne (IVT) – Mise au point – AFSSAPS – janvier 2011, actualisée en février 2011

■ [1] 3 formes de la DMLA :

...

...

...

■ [2] 3 grandes causes de malvoyance dans les pays industrialisés :

...

...

...

■ [3] 3 grandes causes de malvoyance dans les pays en voie de développement :

...

...

...

■ [4] la prévalence de la DMLA en France :

...

...

...

■ [5] 4 facteurs de risque de la DMLA :

...

...

...

■ [6] 3 signes cliniques de DMLA exsudative :

...

...

...

■ [7] 4 signes au fond d'œil de DMLA :

....

....

....

■ [8] 2 signes angiographiques de DMLA exsudative :

....

....

....

■ [9] 2 types d'angiographie dans la DMLA :

....

....

....

■ [10] 2 examens clefs dans la DMLA :

....

....

....

■ [11] 3 traitements de la DMLA exsudative :

....

....

....

■ [12] 2 traitements de la DMLA atrophique :

....

....

....

■ [13] 1 traitement de référence en cas DMLA exsudative avec néovaisseaux rétro-fovéolaires :

....

....

....

■ [14] Quelles sont les situations devant faire suspecter une DMLA ?

....

....

....

■ [15] Quels sont les signes au fond d'œil d'une DMLA atrophique ?

....

....

....

■ [16] Quels sont les 3 anti VEGF à avoir l'AMM pour le traitement de la DMLA ?

....

....

....

■ [17] Quels sont les 2 mécanismes d'action des anti VEGF ?

....

....

....

■ [18] Quel est le traitement des formes précoces de maculopathie liée à l'âge ?

....

....

....

■ [19] Quel est l'intérêt d'une angiographie au vert d'indocyanine (ICG) ?

....

....

....

■ [20] Quels sont les éléments constituant un syndrome maculaire ?

....

....

....

■ [21] Quelles sont les grandes formes de DMLA exsudative ?

....

....

Chapitre 6

Sclérose en plaques

102. Sclérose en plaques

- Diagnostiquer une sclérose en plaques.
- Argumenter l'attitude thérapeutique et planifier le suivi du patient.
- Décrire les principes de la prise en charge au long cours.

➤ réponses p. 166

NORB

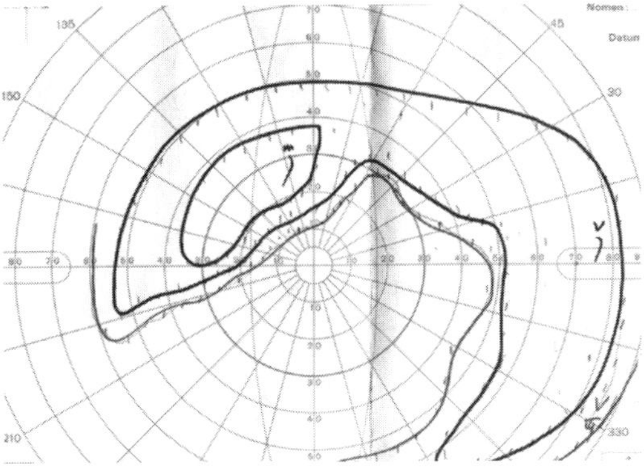

■ Recommandations et conférence de consensus pour approfondir :

La sclérose en plaques – Recommandation de bonne pratique – HAS Juin 2001

■ [1] 2 manifestations des atteintes oculaires de la SEP :

....

....

....

■ [2] 2 types de paralysies oculomotrices dans la SEP :

....

....

....

■ [3] 4 signes d'une ophtalmoplégie internucléaire droite :

....

....

....

■ [4] 4 signes cliniques de NORB :

....

....

....

■ [5] 3 signes au fond d'œil évocateurs de SEP :

....

....

....

■ [6] 2 examens complémentaires ophtalmologiques pour explorer une NORB :

....

....

....

■ [7] 2 facteurs de risque de développer une SEP lors d'une NORB isolée :

....

....

....

■ [8] 2 types d'atteinte du champ visuel dans la NORB :

....

....

....

■ [9] 5 résultats de la ponction lombaire dans le cadre d'une SEP :

....

....

....

■ [10] 4 causes de neuropathie optique rétro bulbaire (NORB) :

....

....

....

■ [11] 1 atteinte ophtalmologique quasi pathognomonique de SEP :

....

....

....

■ [12] Quel est le meilleur facteur pronostic de développer une SEP en cas de névrite optique ?

....

....

....

■ [13] Quel est le traitement d'une névrite optique inauguratrice d'une SEP ?

....

....

....

■ [14] 1 diagnostic à évoquer devant une névrite optique associée à une myélite transverse ? Et quel examen biologique demander ?

....

....

....

■ [15] Quels sont les 2 examens à réaliser devant une névrite optique rétrobulbaire typique chez la femme jeune ?

....

....

....

Chapitre 7

Rétinopathie hypertensive

221. Rétinopathie hypertensive – choroïdopathie hypertensive

- Expliquer l'épidémiologie, les principales causes et l'histoire naturelle de l'hypertension artérielle de l'adulte.
- Réaliser le bilan initial d'une hypertension artérielle de l'adulte.
- Argumenter l'attitude thérapeutique et planifier le suivi du patient (voir item 326).
- Décrire les principes de la prise en charge au long cours.

➤ réponses p. 167

Rétinopathie hypertensive

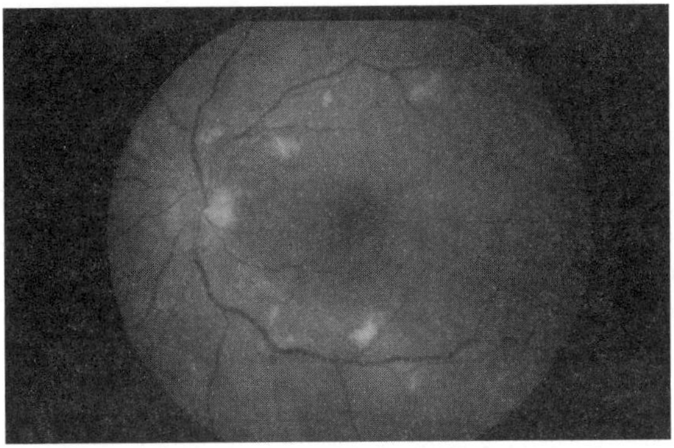

- Recommandations et conférence de consensus pour approfondir :

  Prise en charge de l'hypertension artérielle de l'adulte – Société française d'hypertension artérielle – 2013

■ [1] 5 signes de rétinopathie hypertensive :

....

....

....

■ [2] 5 signes d'artériosclérose rétinienne :

....

....

....

■ [3] 2 principes de l'autorégulation artérielle rétinienne :

....

....

....

■ [4] 3 signes d'ischémie lors d'une HTA :

....

....

....

■ [5] 3 signes de rupture de barrière hématorétinienne en cas d'HTA :

....

....

....

■ [6] 3 signes d'ischémie choroïdienne :

....

....

....

■ [7] 2 signes précoces de rétinopathie hypertensive :

....

....

....

■ [8] 3 stades de la rétinopathie hypertensive selon la classification de Kirkendall :

....

....

....

■ [9] 3 stades d'artériosclérose selon la classification de Kirkendall :

....

....

....

■ [10] 2 conséquences possibles de l'artériosclérose :

....

....

....

■ [11] 5 étiologies de nodules cotonneux :

....

....

....

■ [12] Quelles sont les manifestations de l'occlusion des artérioles précapillaires au fond d'œil ?

....

....

....

■ [13] Quelles sont les traductions cliniques de la rupture de la barrière hémato-rétinienne ?

....

....

....

■ [14] Sur quels éléments se base la classification des manifestations ophtalmologiques secondaires à l'HTA ?

....

....

....

■ [15] Quelles sont les caractéristiques de l'œdème papillaire au cours d'une HTIC ?

....

....

....

■ [16] Quelles sont les 5 complications ophtalmologiques de l'hypertension artérielle ?

....

....

....

Chapitre 8

Neuropathie optique ischémique antérieure

221. Neuropathie optique ischémique antérieure

- Expliquer l'épidémiologie, les principales causes et l'histoire naturelle de l'hypertension artérielle de l'adulte.
- Réaliser le bilan initial d'une hypertension artérielle de l'adulte.
- Argumenter l'attitude thérapeutique et planifier le suivi du patient (voir item 326).
- Décrire les principes de la prise en charge au long cours.

➤ réponses p. 169

Nerf optique normal

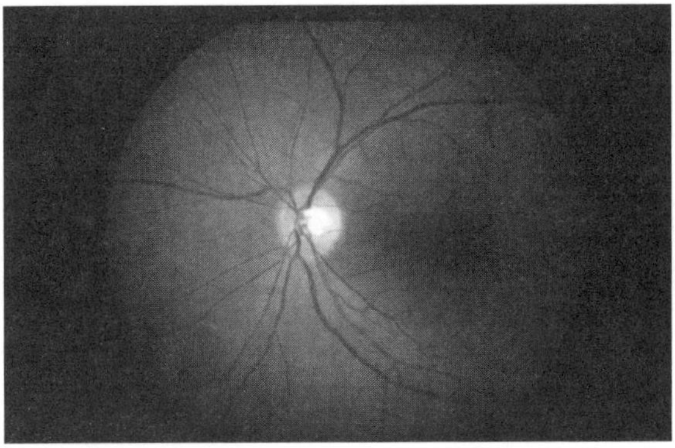

- Recommandations et conférence de consensus pour approfondir :

  The American College of Rheumatology 1990 criteria for the classification of giant cell arteritis. Arthritis and rheumatism. 1990 Aug;33(8):1122-8.

■ [1] 2 causes de NOIA :

....

....

....

■ [2] 4 signes cliniques de NOIA :

....

....

....

■ [3] 3 signes angiographiques en faveur d'une NOIA :

....

....

....

■ [4] 5 critères de l'American Collège of Rhumatology pour le diagnostic de la maladie de Horton :

....

....

....

■ [5] 4 signes cliniques cliniques évoquant une NOIA artéritique :

....

....

....

■ [6] 5 signes systémiques de maladie de Horton :

....

....

....

■ [7] 2 examens complémentaires pour diagnostiquer une NOIA :

....

....

....

■ [8] 4 signes permettant le diagnostic différentiel d'un œdème papillaire d'une NOIA et d'une HTIC :

....

....

....

■ [9] 3 étapes du traitement de la maladie de Horton :

....

....

....

■ [10] Une artère responsable de la vascularisation de la tête du nerf optique :

....

....

....

■ [11] 4 causes d'amaurose en cas de maladie de Horton :

....

....

....

■ [12] 2 principales causes de baisse d'acuité visuelle au cours d'une maladie de Horton :

....

....

....

■ [13] Quelles sont les causes de BAV au cours d'un Horton traité ?

....

....

....

■ [14] 1 examen à demander en urgence en cas de NOIA ?

....

....

....

Chapitre 9

Occlusion de l'artère centrale de la rétine

221. Occlusions artérielles rétiniennes

- Expliquer l'épidémiologie, les principales causes et l'histoire naturelle de l'hypertension artérielle de l'adulte.
- Réaliser le bilan initial d'une hypertension artérielle de l'adulte.
- Argumenter l'attitude thérapeutique et planifier le suivi du patient (voir item 326).
- Décrire les principes de la prise en charge au long cours.

➤ réponses p. 170

Occlusion de l'artère centrale de la rétine

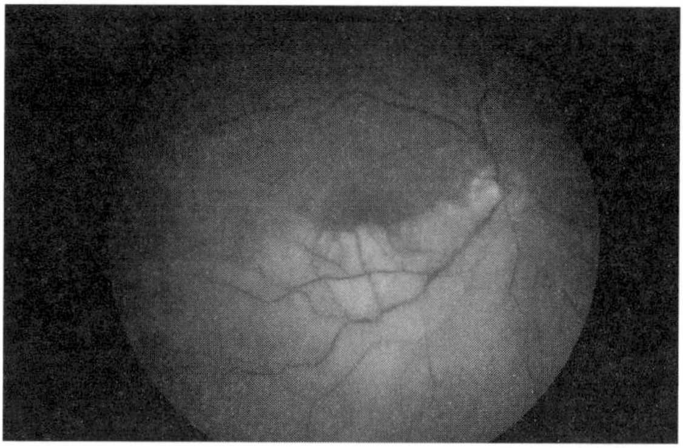

- Recommandations et conférence de consensus pour approfondir :

  Accident vasculaire cérébral : prise en charge précoce – Recommandations de bonne pratique – HAS mai 2009

■ [1] 5 signes cliniques d'OACR :

....

....

....

■ [2] 3 causes d'OACR :

....

....

....

■ [3] 4 examens étiologiques de l'OACR :

....

....

....

■ [4] 4 traitements de l'OACR :

....

....

....

■ [5] 4 causes d'embolie dans une OACR :

....

....

....

■ [6] 1 pathologie exclue des étiologies des OBACR :

....

....

....

■ [7] 4 signes cliniques d'OBACR :

....

....

....

■ [8] 8 causes de nodules cotonneux :

....

....

....

■ [9] 3 particularités de la vascularisation de la rétine :

....

....

....

■ [10] 4 particularités des nodules cotonneux :

....

....

....

■ [11] 1 diagnostic à évoquer devant un œdème rétinien avec une macula rouge cerise :

....

....

....

■ [12] 1 étiologie à évoquer devant des acouphènes associés à une occlusion de branche artérielle bilatérale :

....

....

....

■ [13] Un homme de 68 ans droitier présente brutalement une cécité monoculaire gauche transitoire, une aphasie de brève durée. À quelle artère sténosée peut-on rattacher ces symptômes ?

....

....

....

■ [14] 2 causes d'occlusion d'artère centrale de la rétine fébrile :

....

....

....

■ [15] 3 signes rétiniens d'une OACR au FO :

....

....

....

■ [16] Quels examens complémentaires sont nécessaires pour poser le diagnostic d'OACR ?

....

....

....

Chapitre 10

Occlusion de la veine centrale de la rétine

221. Occlusions veineuses rétiniennes

- Expliquer l'épidémiologie, les principales causes et l'histoire naturelle de l'hypertension artérielle de l'adulte.
- Réaliser le bilan initial d'une hypertension artérielle de l'adulte.
- Argumenter l'attitude thérapeutique et planifier le suivi du patient (voir item 326).
- Décrire les principes de la prise en charge au long cours.

➤ réponses p. 171

Occlusion de la veine centrale de la rétine

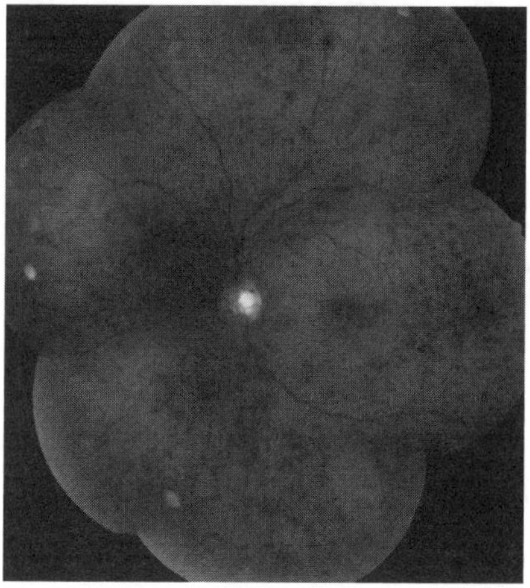

■ [1] 4 signes cardinaux de l'OVCR :

....

....

....

■ [2] 6 facteurs de risque d'OVCR :

....

....

....

■ [3] 2 formes d'OVCR :

....

....

....

■ [4] 5 signes d'OVCR ischémique :

....

....

....

■ [5] 5 évolutions possibles de l'OVCR :

....

....

....

■ [6] 4 traitements de l'OVCR :

....

....

....

■ [7] 4 anomalies sanguines à rechercher en cas d'OVCR chez le jeune :

....

....

....

■ [8] 3 indications de photocoagulation laser dans l'OBVR :

....

....

....

■ [9] 3 complications responsables d'une baisse d'acuité visuelle lors d'une OBVR :

....

....

....

■ [10] 3 traitements de l'OMC dans l'OBVR :

....

....

....

■ [11] 2 causes de cécité en cas d'OVCR :

....

....

....

■ [12] Quel examen permet de différencier les 2 formes d'OVCR ?

....

....

....

■ [13] Quelles sont les causes les plus fréquentes d'OVCR ?

....

....

....

■ [14] Faut-il demander un bilan de thrombophilie devant une OVCR ?

....

....

....

Chapitre 11

Anomalies de la vision d'apparition brutale

80. Anomalie de la vision d'apparition brutale

- Diagnostiquer une anomalie de la vision d'apparition brutale.
- Identifier les situations d'urgence et planifier leur prise en charge.

➤ réponses p. 173

Décollement de rétine inféro-temporal

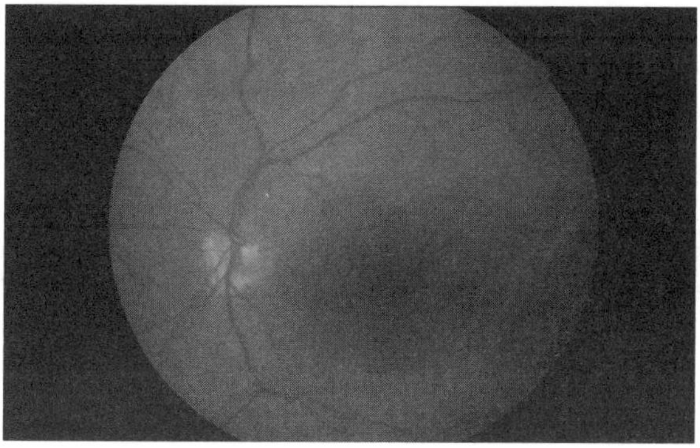

■ [1] 2 causes de baisse d'acuité visuelle brutale à fond d'œil normal :

....

....

....

■ [2] 2 causes de baisse d'acuité visuelle brutale avec fond d'œil non visible :

....

....

....

■ [3] 4 signes fonctionnels observés au cours d'un décollement de rétine :

....

....

....

■ [4] 4 causes d'hémorragie intravitréenne :

....

....

....

■ [5] 6 causes de baisse d'acuité visuelle brutale avec un œil blanc et indolore :

....

....

....

■ [6] 1 examen complémentaire en cas de fond d'œil non visible :

....

....

....

■ [7] 3 causes de baisse d'acuité visuelle brutale avec un œil rouge et douloureux :

....

....

....

■ [8] 6 signes cliniques d'un glaucome aigu par fermeture de l'angle :

....

....

....

■ [9] 9 facteurs de risque de décollement de rétine :

....

....

....

■ [10] 2 signes cliniques de déchirure rétinienne :

....

....

....

■ [11] 4 signes cliniques de décollement de rétine :

....

....

....

■ [12] 4 causes de baisse d'acuité visuelle transitoire :

....

....

....

■ [13] 5 hypothèses infectieuses devant une baisse de l'acuité visuelle chez un patient VIH+ :

....

....

....

■ [14] 3 étiologies de décollement de rétine :

....

....

....

■ [15] Quelles sont les causes secondaires d'uvéite intermédiaire isolée ?

....

....

....

■ [16] Quelle est la principale cause d'uvéite postérieure ?

....

....

....

■ [17] Quelles sont les caractéristiques de l'œdème papillaire au cours d'une HTIC ?

....

....

....

■ [18] Quels sont les 2 diagnostics différentiels d'un œdème papillaire :

....

....

....

■ [19] Quelles sont anomalies du vitré responsables d'une BAV ?

....

....

....

■ [20] Quel diagnostic évoquer devant l'apparition brutale de phosphènes et quel examen pratiquer ?

....

....

....

■ [21] Quels sont les principaux facteurs de risque de choriorétinite séreuse centrale ?

....

....

....

■ [22] Quel diagnostic évoquer devant un foyer blanchâtre du pôle postérieur ?

....

....

....

■ [23] Quel surveillance en cas de traitement anti-parasitaire par pyriméthamine (Malocide®) ?

....

....

....

Chapitre 12

Traumatismes oculaires

330. Orientation diagnostique et conduite à tenir devant un traumatisme cranio-facial

➤ réponses p. 175

Plaie de globe

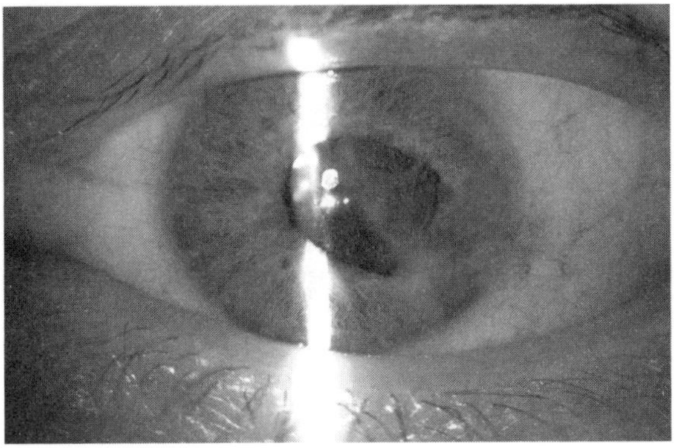

■ [1] 1 diagnostic devant une exophtalmie pulsatile associée à une épistaxis :

....

....

....

■ [2] 10 lésions du segment antérieur en cas de contusion :

....

....

....

■ [3] 5 lésions du segment postérieur en cas de contusion :

....

....

....

■ [4] 5 critères de sévérité d'une plaie pénétrante de globe :

....

....

....

■ [5] 3 critères de gravité concernant les corps étrangers lors d'une plaie de globe :

....

....

....

■ [6] 2 examens complémentaires en cas de doute sur un corps étranger oculaire :

....

....

....

■ [7] 3 complications précoces d'un corps étranger intraoculaire :

....

....

....

■ [8] 2 complications tardives d'un corps étranger intraoculaire :

....

....

....

■ [9] 3 complications de l'hyphéma traumatique :

....

....

....

■ [10] 5 complications iriennes traumatiques :

....

....

....

■ [11] 2 gestes à réaliser en cas de suspicion de traumatisme oculaire avec corps étranger :

....

....

....

■ [12] Quels sont les signes cliniques d'une fistule carotidocaverneuse ?

....

....

....

■ [13] Quelle est l'étiologie principale des fistules carotido-caverneuses ?

....

....

....

■ [14] 2 causes de fistule carotido-caverneuse :

....

....

....

■ [15] 3 causes de Baisse d'acuité visuelle après fracture zygomato-maxillaire :

....

....

....

■ [16] Quel élément doit-on toujours noter devant un traumatisme oculaire ?

....

....

....

■ [17] Quels sont les signes cliniques d'une contusion oculaire responsable d'une lésion de l'épithélium cornéen ?

....

....

....

Chapitre 13

Brûlures oculaires

330. Orientation diagnostique et conduite à tenir devant un traumatisme cranio-facial

➤ réponses p. 176

Brûlure oculaire

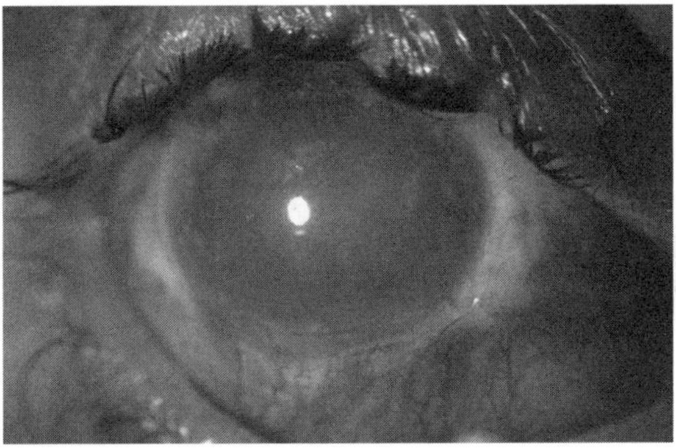

■ [1] 3 circonstances de brûlure oculaire :

....

....

....

■ [2] 4 critères de gravité d'une brûlure par liquide :

....

....

....

■ [3] 4 traitements de la brûlure oculaire :

....

....

....

■ [4] 1 brûlure thermique fréquente :

....

....

....

■ [5] 3 brûlures graves :

....

....

....

■ [6] 3 erreurs dans la prise en charge d'une brûlure caustique :

....

....

....

■ [7] 2 lésions oculaires liées au soleil :

....

....

....

■ [8] Quel type de brûlure est le plus grave en ophtalmologie ?

....

....

....

■ [9] Quels sont les 3 éléments de la classification de Roper-Hall au cours des brûlures oculaires ?

....

....

....

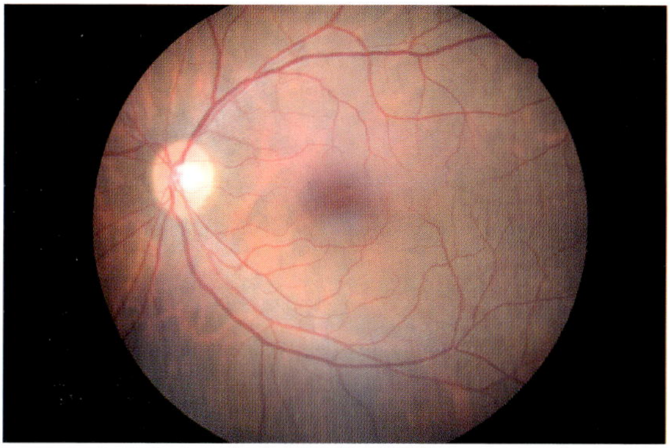

Chapitre 1
➤ page 11

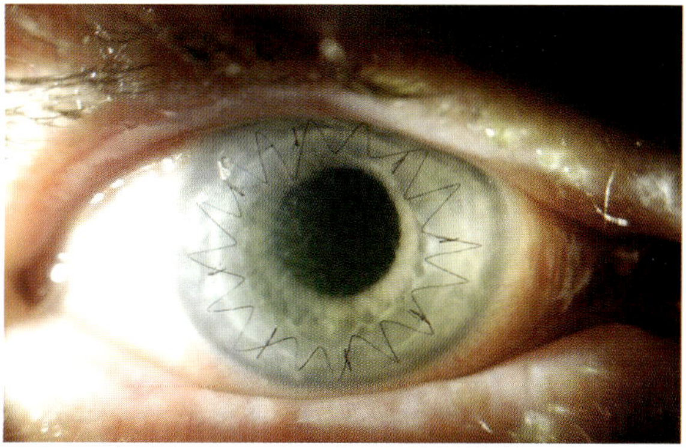

Chapitre 2
➤ page 17

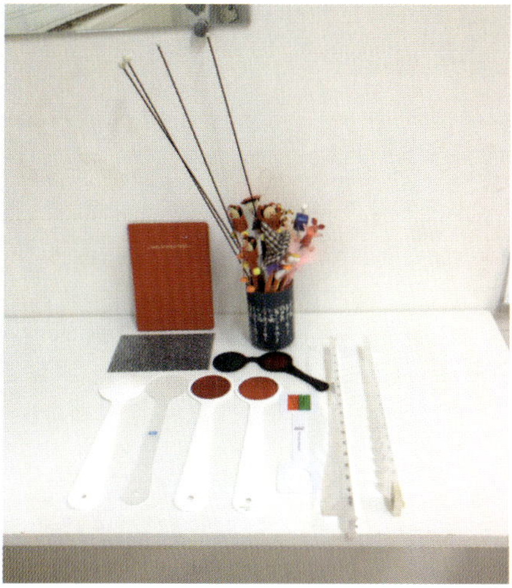

Chapitre 3
➤ page 25

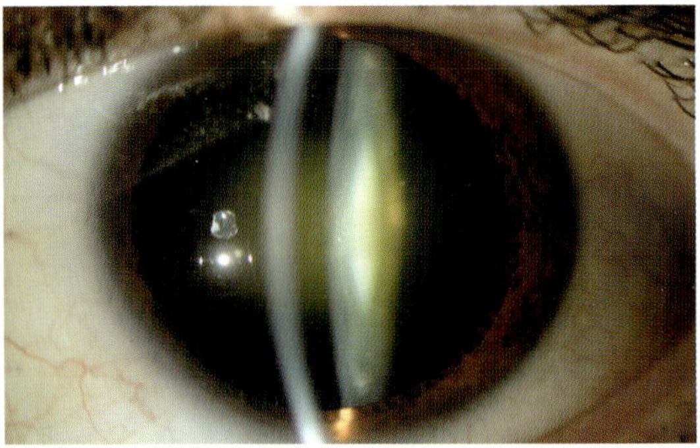

Chapitre 4
➤ page 33

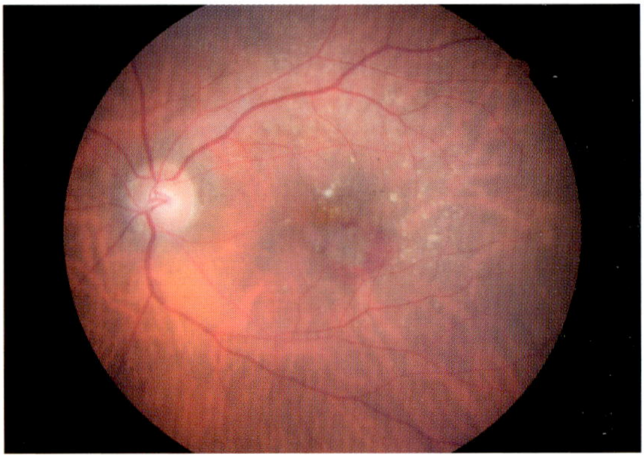

Chapitre 5
➤ page 41

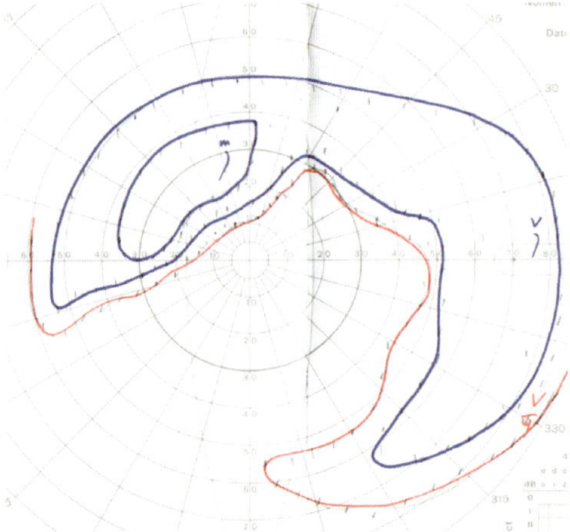

Chapitre 6
➤ page 49

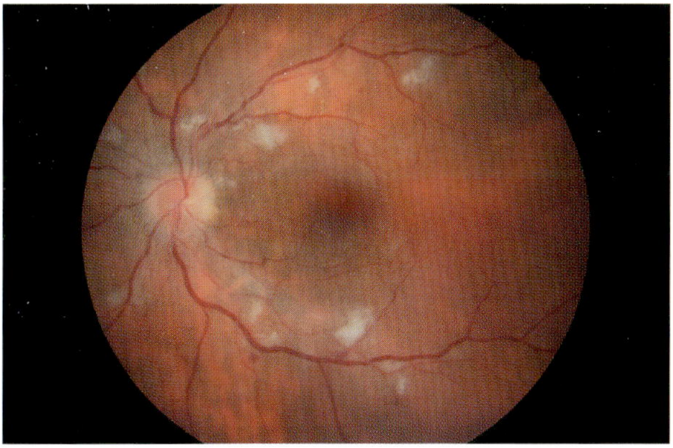

Chapitre 7
➤ page 55

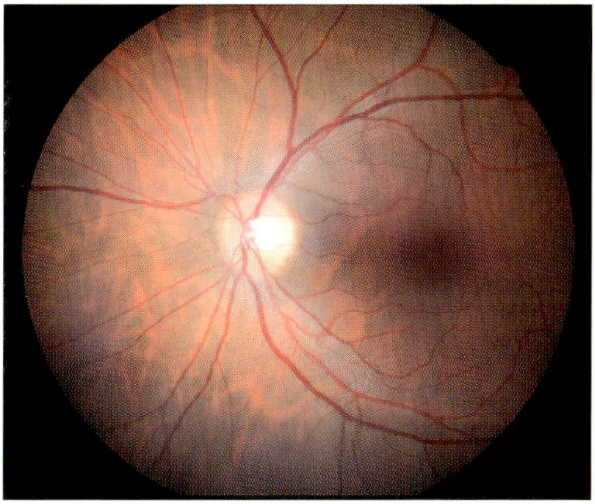

Chapitre 8
➤ page 61

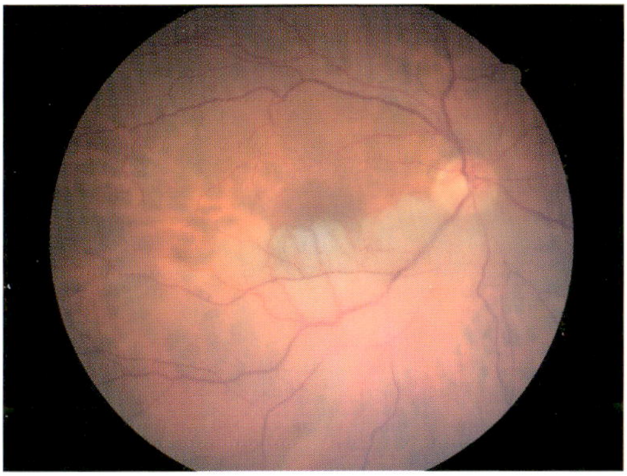

Chapitre 9
➤ page 67

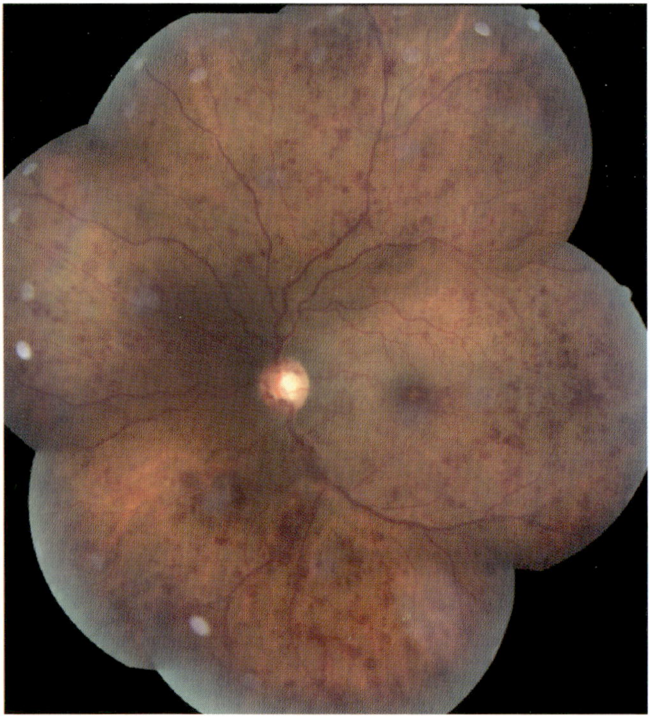

Chapitre 10
➤ page 73

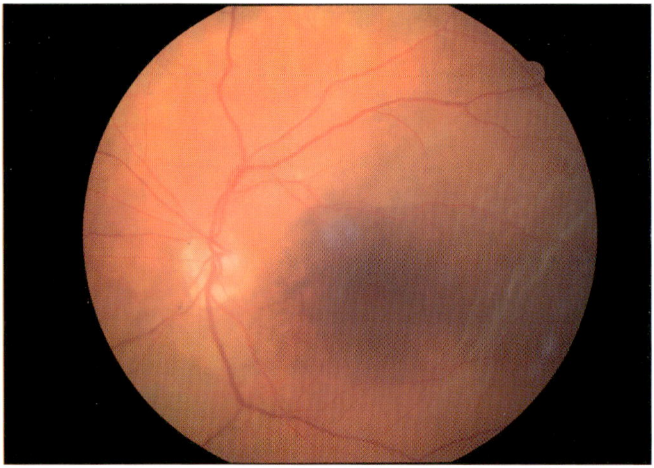

Chapitre 11
➤ page 79

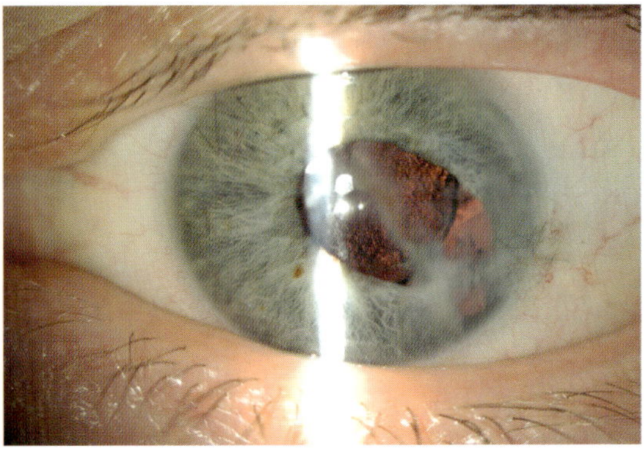

Chapitre 12
➤ page 87

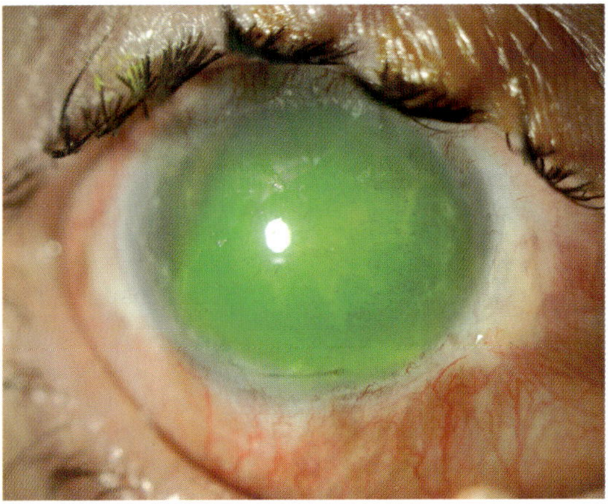

Chapitre 13
➤ page 93

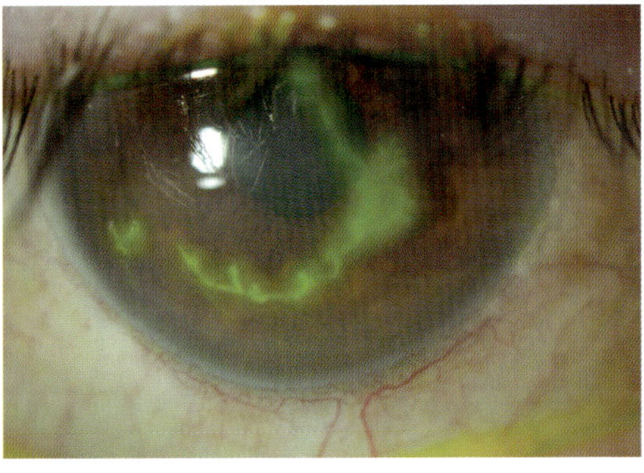

Chapitre 14
➤ page 99

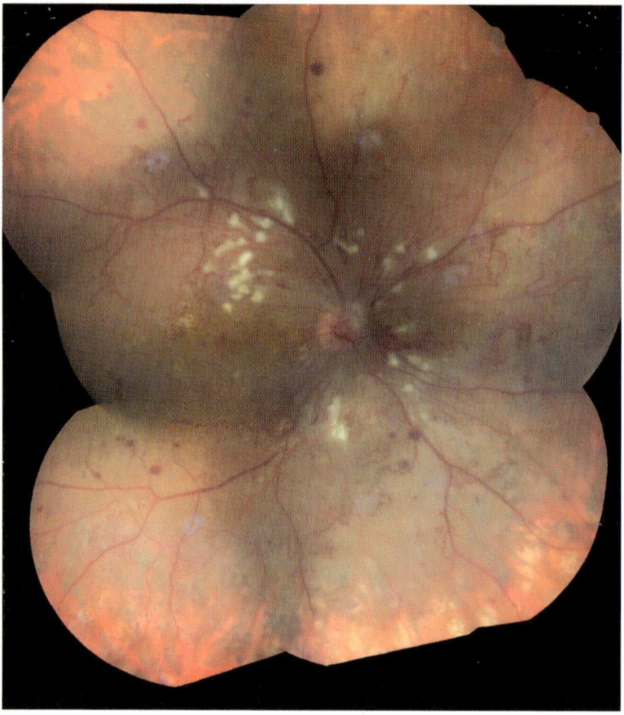

Chapitre 15
➤ page 109

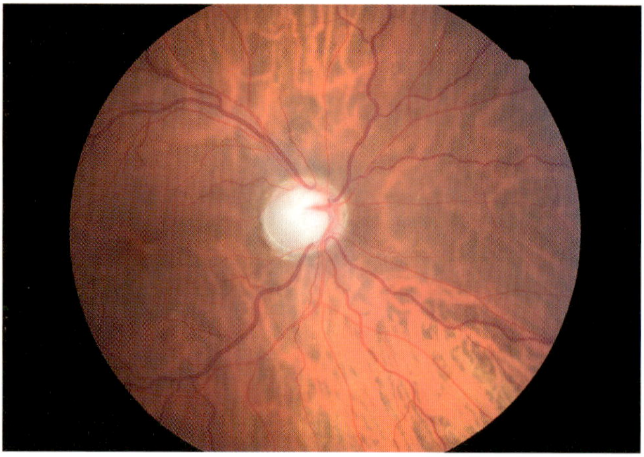

Chapitre 16
➤ page 115

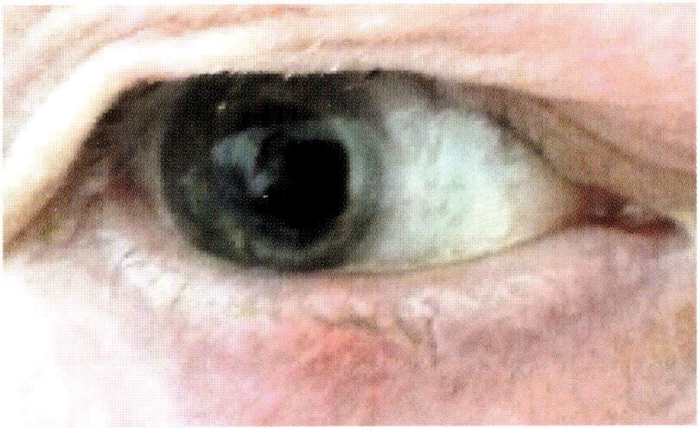

Chapitre 18
➤ page 127

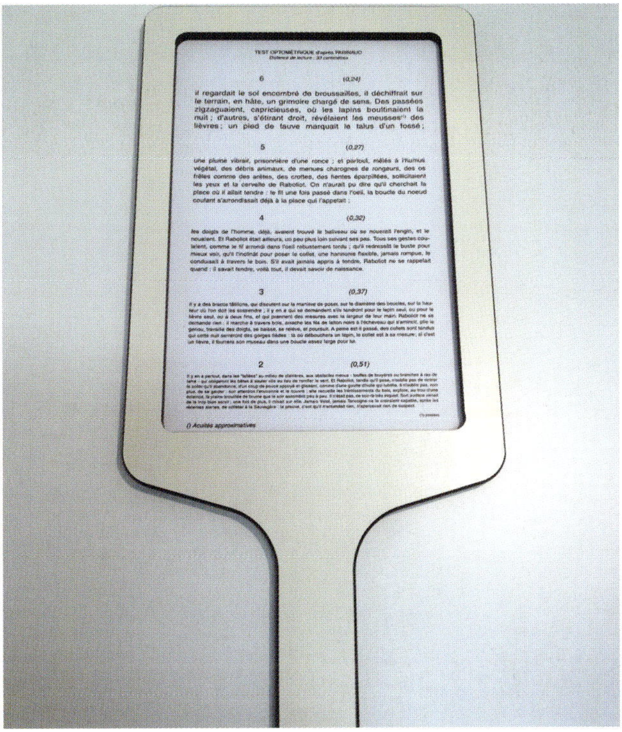

Chapitre 19
➤ page 133

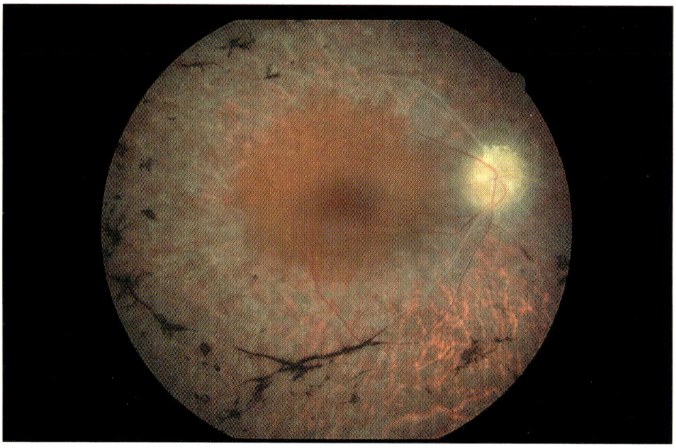

Chapitre 20
➤ page 139

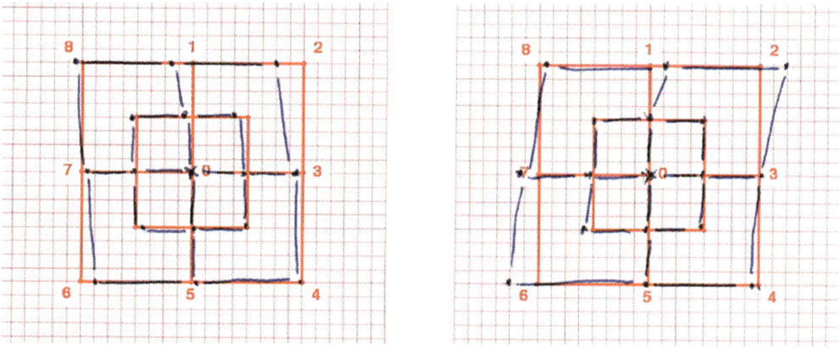

Chapitre 21
➤ page 147

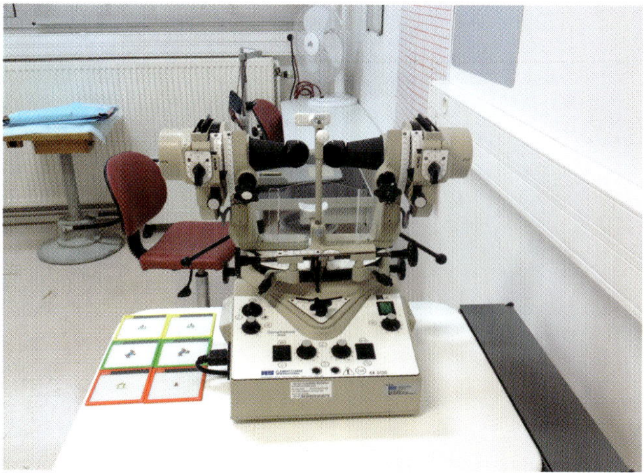

Chapitre 22
➤ page 153

Chapitre 14

Œil rouge et/ou douloureux

81. Œil rouge et/ou douloureux

- Diagnostiquer un oeil rouge et/ou douloureux.
- Identifier les situations d'urgence et planifier leur prise en charge.

➤ réponses p. 177

Kératite herpétique

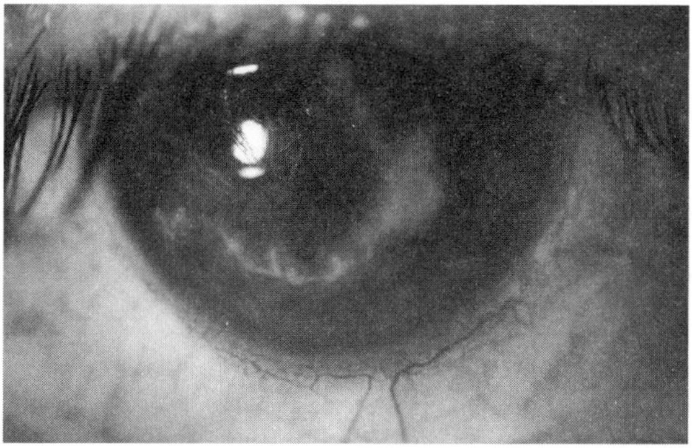

■ [1] 2 signes de gravité d'un œil rouge :

....

....

....

■ [2] 4 causes d'œil rouge indolore sans baisse d'acuité visuelle :

....

....

....

■ [3] 3 causes de conjonctivites néonatales :

....

....

....

■ [4] 5 traitements de la conjonctivite allergique :

....

....

....

■ [5] 4 arguments pour une conjonctivite à adénovirus :

....

....

....

■ [6] 4 causes d'œil rouge douloureux avec baisse d'acuité visuelle :

....

....

....

■ [7] 5 traitements du glaucome aigu par fermeture de l'angle :

....

....

....

■ [8] 5 causes principales d'uvéites antérieures :

....

....

....

■ [9] 3 traitements d'une uvéite antérieure aiguë :

....

....

....

■ [10] 6 signes d'uvéite antérieure aiguë :

....

....

....

■ [11] 2 traitements symptomatiques d'une uvéite antérieure aiguë :

....

....

....

■ [12] 4 causes de kératite par défaut d'occlusion palpébrale :

....

....

....

■ [13] 3 complications de la crise aiguë par fermeture de l'angle irido-cornéen :

....

....

....

■ [14] 3 étiologies expliquant des précipités rétrocornéens avec hypertonie :

....

....

....

■ [15] 4 causes d'ulcérations buccales et génitales survenant dans un contexte d'uvéite :

....

....

....

■ [16] 1 cause d'uvéite antérieure aigue à éliminer chez le sujet âgé :

....

....

....

■ [17] 1 cause la plus fréquente de sclérite :

....

....

....

■ [18] 1 pathologie la plus fréquemment associée à la survenue de sclérite :

....

....

....

■ [19] 5 causes d'œil rouge avec baisse d'acuité visuelle :

....

....

....

■ [20] 3 éléments d'anamnèse à rechercher devant une hémorragie sous conjonctivale :

....

....

....

■ [21] 1 test permettant de faire la différence entre une épisclérite et une sclérite :

....

....

....

■ [22] 2 éléments de la physiopathologie de la crise aiguë par fermeture de l'angle :

....

....

....

■ [23] Quels sont les facteurs favorisants une cataracte au cours d'une uvéite ?

....

....

....

■ [24] Quel bilan réaliser devant un premier épisode d'épisclérite ?

....

....

....

....

■ [25] Quels symptômes sont en faveur d'une kératite ?

....

....

....

■ [26] Quels sont les diagnostics différentiels d'un GAFA ?

....

....

....

■ [27] Quels sont les facteurs favorisants de GAFA ?

....

....

....

■ [28] 1 germe à toujours redouter devant une atteinte cornéenne chez le porteur de lentilles :

....

....

....

■ [29] Quel est l'aspect typique d'une kératite herpétique épithéliale ?

....

....

....

■ [30] Quel est l'examen à réaliser en urgence devant une hypertonie oculaire ?

....

....

....

■ [31] Quelles sont les grandes lignes du traitement d'une endophtalmie ?

....

....

....

■ [32] Quelles sont les 2 indications à la réalisation d'une vitrectomie en cas d'endophtalmie ?

....

....

....

■ [33] Quelles sont les causes d'uvéite hypertensive ?

....

....

....

■ [34] Quelles sont les causes d'uvéite à hypopion ?

....

....

....

■ [35] 2 contre-indications absolues à la corticothérapie locale en ophtalmologie ?

....

....

....

■ [36] Quels sont les 2 diagnostics à évoquer devant un œil rouge, non douloureux, sans baisse d'acuité visuelle ?

....

....

....

■ [37] 1 étiologie fréquente d'uvéite antérieure aiguë à bascule ?

....

....

....

■ [38] Quelles sont les principales causes de cercle périkératique ?

....

....

■ [39] Quelles sont les 2 principales causes de kératite dendritique ?

....

....

....

Chapitre 15

Rétinopathie diabétique

245. Diabète sucré de types 1 et 2 de l'enfant et de l'adulte. Complications

- Diagnostiquer un diabète chez l'enfant et l'adulte.
- Identifier les situations d'urgence et planifier leur prise en charge.
- Argumenter l'attitude thérapeutique nutritionnelle et médicamenteuse et planifier le suivi du patient (voir item 326).
- Décrire les principes de la prise en charge au long cours.
- Reconnaître les signes d'une rétinopathie diabétique à l'examen du fond d'oeil.

➤ réponses p. 180

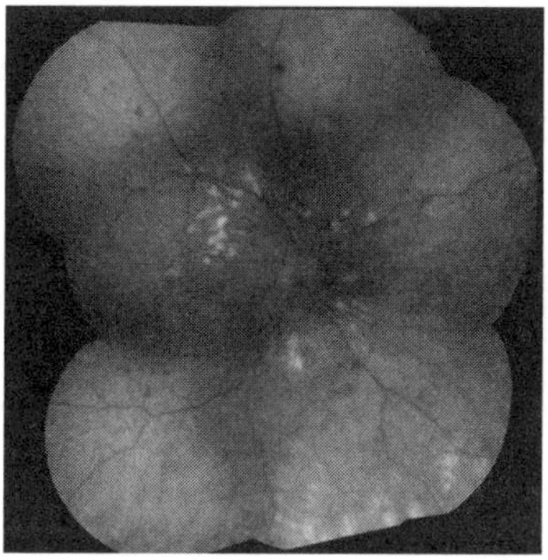

- Recommandations et conférence de consensus pour approfondir :

  Dépistage de la rétinopathie diabétique par lecture différée de photographies du fond d'œil : Argumentaire, Synthèse et recommandations, Fiche de Synthèse – HAS – décembre 2010

■ [1] Quel est le pourcentage de rétinopathie diabétique proliférante selon le type de diabète :

....

....

....

■ [2] 4 lésions histologiques dans la rétinopathie diabétique :

....

....

....

■ [3] 7 lésions rétiniennes visibles dans la rétinopathie diabétique non proliférante :

....

....

....

■ [4] 4 complications de la rétinopathie diabétique entrainant une baisse de vision :

....

....

....

■ [5] 5 stades de la rétinopathie diabétique :

....

....

....

■ [6] 3 stades de la maculopathie diabétique :

....

....

....

■ [7] 3 types de maculopathie diabétique :

....

....

....

■ [8] 5 facteurs de risque d'aggravation de la rétinopathie diabétique :

....

....

....

■ [9] 5 traitements de la rétinopathie diabétique :

....

....

....

■ [10] Le traitement de la rétinopathie diabétique proliférante :

....

....

....

■ [11] 4 traitements de l'œdème maculaire diabétique :

....

....

....

■ [12] Quels sont les signes de la rétinopathie diabétique pré proliférante (non proliférante sévère) ?

....

....

....

■ [13] Quels sont les grands points du traitement d'une rétinopathie diabétique proliférante non compliquée ?

....

....

....

■ [14] Quelles sont les 6 causes de BAV sévère dues à la rétinopathie diabétique ?

....

....

....

■ [15] Quels sont les facteurs corrélés à la sévérité d'une rétinopathie diabétique ?

....

....

....

Chapitre 16

Glaucome chronique

82. Glaucome chronique

- Diagnostiquer un glaucome chronique.
- Argumenter l'attitude thérapeutique et planifier le suivi du patient.

➤ réponses p. 182

Atrophie optique

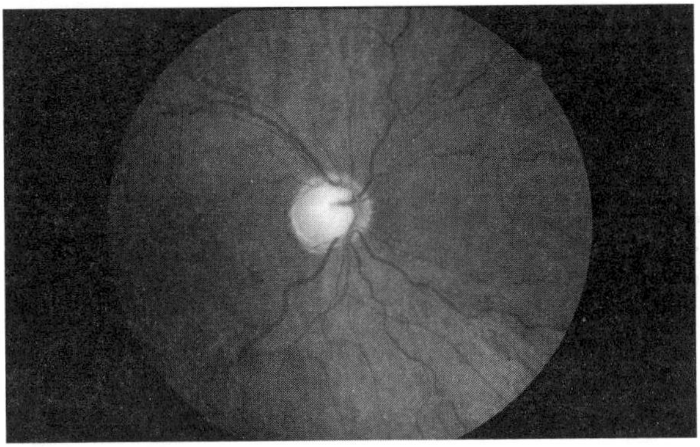

- Recommandations et conférence de consensus pour approfondir :

  Glaucoma : screening and early diagnosis – problems and outlook in France : http://www.has-sante.fr/portail/jcms/c_500229/en/glaucoma-screening-and-early-diagnosis-problems-and-outlook-in-france

■ [1] 3 signes principaux du glaucome chronique à angle ouvert :

....

....

....

■ [2] 2 types de champ visuel :

....

....

....

■ [3] 4 classes thérapeutiques hypotonisantes :

....

....

....

■ [4] 3 contre-indications à l'acétazolamide par voie générale :

....

....

....

■ [5] 4 traitements non-médicamenteux du glaucome chronique à angle ouvert :

....

....

....

■ [6] 6 facteurs de risque de glaucome chroniqe à ange ouvert :

....

....

....

■ [7] 6 formes de glaucome chronique :

....

....

....

■ [8] 2 hypothèses pour expliquer les lésions du nerf optique dans le glaucome :

....

....

....

■ [9] 7 données cliniques nécessaires dans la prise en charge d'un glaucome chronique à angle ouvert :

....

....

....

■ [10] 4 anomalies du champ visuel dans le glaucome chronique à angle ouvert :

....

....

....

■ [11] 3 effets indésirables des collyres à base de prostaglandine :

....

....

....

■ [12] Quelle est la valeur normale de la pression intra oculaire ?

....

....

....

■ [13] 3 classes pharmacologiques de collyres diminuant la sécrétion d'humeur aqueuse

....

....

....

■ [14] 3 classes pharmacologiques de collyres augmentant la résorption de l'humeur aqueuse

....

....

....

■ [15] Quelles sont les complications de la trabéculectomie ?

....

....

....

■ [16] Quelles sont les anomalies fréquemment retrouvées au champ visuel d'un patient glaucomateux ?

....

....

....

■ [17] Quel est l'intérêt de réaliser une pachymétrie en cas d'hypertonie oculaire ?

....

....

....

Chapitre 17

Ophtalmopathie basedowienne

240. Hyperthyroïdie

- Diagnostiquer une hyperthyroïdie.
- Argumenter l'attitude thérapeutique et planifier le suivi du patient.

- Recommandations et conférence de consensus pour approfondir :

  Consensus statement of the European Group on Graves' orbitopathy (EUGOGO) on management of GO

  http://www.eje-online.org/content/158/3/273.full.pdf

➤ réponses p. 183

■ [1] 4 caractéristiques de l'exophtalmie dysthyroïdienne :

....

....

....

■ [2] 3 atteintes palpébrales dans l'ophtalmopathie dysthyroïdienne :

....

....

....

■ [3] 5 éléments qu'apportent l'IRM orbitaire en cas d'exophtalmie dysthyroïdienne :

....

....

....

■ [4] 4 diagnostics différentiels d'une exophtalmie dysthyroïdienne :

....

....

....

■ [5] 4 complications de l'exophtalmie dysthyroïdienne :

....

....

....

■ [6] 2 méthodes pour confirmer une exophtalmie :

....

....

....

■ [7] 4 traitements de l'orbitopathie dysthyroïdienne :

....

....

....

■ [8] 3 indications chirurgicales dans l'orbitopathie dysthyroïdienne :

....

....

....

■ [9] 1 complication en cas de radiothérapie externe pour l'orbitopathie dysthyroïdienne :

....

....

....

■ [10] 6 caractéristiques d'une fistule carotido-caverneuse :

....

....

....

■ [11] Quelles sont les caractéristiques d'une exophtalmie basedowienne ?

....

....

....

Chapitre 18

Pathologie des paupières

84. Pathologie des paupières

- Diagnostiquer et traiter un orgelet, un chalazion.
- Repérer une tumeur maligne de la paupière.

➤ réponses p. 185

Chalazion

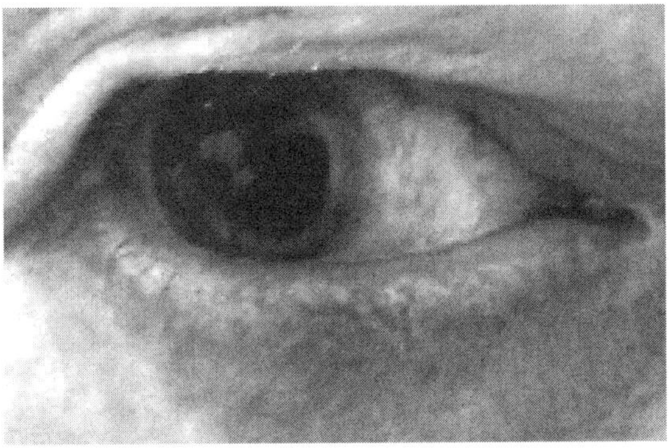

■ [1] 3 traitements du chalazion :

....

....

....

■ [2] 2 types d'entropion :

....

....

....

■ [3] 3 types d'ectropion :

....

....

....

■ [4] 4 types de ptosis :

....

....

....

■ [5] 2 étiologies à rechercher en urgence en cas de ptosis aigu :

....

....

....

■ [6] 4 lésions en cas de plaie palpébrale nécessitant une exploration chirurgicale :

....

....

....

■ [7] 2 tumeurs malignes de la paupière :

....

....

....

■ [8] 3 examens pour explorer une sécheresse oculaire :

....

....

....

■ [9] 7 signes d'atteinte du nerf facial :

....

....

....

■ [10] 3 malpositions palpébrales responsables d'irritation cornéenne :

....

....

....

■ [11] 2 urgences devant un ptosis aigu :

....

....

....

■ [12] 1 diagnostic à éliminer devant toute pathologie des paupières :

....

....

....

■ [13] Que faut-il rechercher devant un ptosis aigu ?

....

....

....

■ [14] 2 types de blépharite :

....

....

....

■ [15] Quels sont la définition et le traitement d'un orgelet ?

....

....

....

■ [16] Quel facteur de risque rechercher devant des orgelets à répétition ?

....

....

....

Chapitre 19

Troubles de la réfraction

83. Troubles de la réfraction

➥ Diagnostiquer un trouble de la réfraction.

➤ réponses p. 186

Échelle de Parinaud

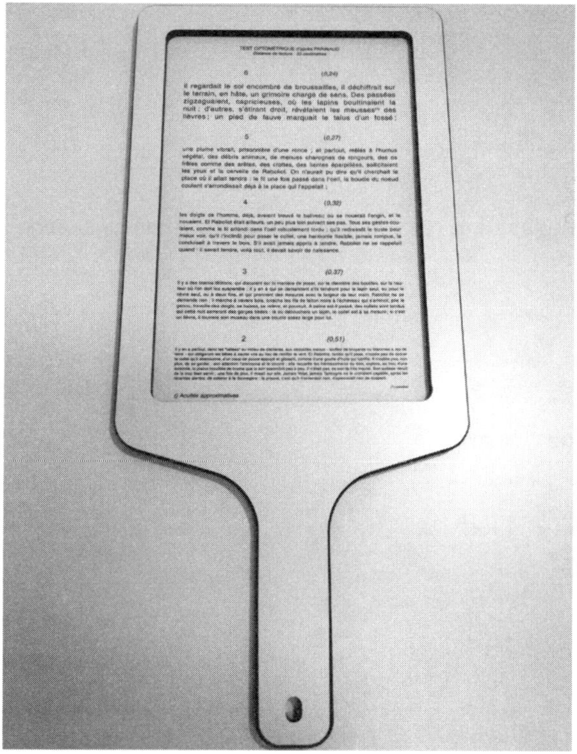

■ Recommandations et conférence de consensus pour approfondir :

Troubles de la réfraction : délivrance de verres correcteurs par les opticiens dans le cadre d'un renouvellement : Synthèse, Recommandations, Argumentaire - HAS - mars 2011

■ [1] 4 troubles de la réfraction :

....

....

....

■ [2] 3 troubles de la réfraction responsables d'une vision de près floue :

....

....

....

■ [3] 2 troubles de la réfraction responsables d'une vision de loin floue :

....

....

....

■ [4] 3 types de myopie :

....

....

....

■ [5] 3 types de traitement d'un trouble de réfraction :

....

....

....

■ [6] 3 types de chirurgie réfractive :

....

....

....

■ [7] 7 causes de paralysie de l'accommodation :

....

....

....

■ [8] 3 causes globales de baisse d'acuité visuelle :

....

....

....

■ [9] 3 techniques objectives pour étudier la réfraction :

....

....

....

■ [10] 4 échelles d'acuité visuelle pour étudier la vision de loin :

....

....

....

■ [11] 3 complications de la myopie :

....

....

....

■ [12] 3 complications d'une hypermétropie :

....

....

....

■ [13] Quel est l'examen à réaliser à la recherche d'une amétropie chez l'enfant ?

....

....

....

■ [14] Quelles sont les causes médicales de BAV en cas de myopie forte ?

....

....

....

■ [15] Quelles sont les causes chirurgicales de BAV en cas de myopie forte ?

....

....

....

■ [16] Quel type de verre permet de corriger un astigmatisme ?

....

....

....

■ [17] 1 traitement du néovaisseau du myope fort ?

....

....

....

Chapitre 20

Altération de la fonction visuelle

79. Altération de la fonction visuelle (voir item 127)

- Argumenter les principales hypothèses diagnostiques et justifier les examens complémentaires pertinents et principes de traitement.
- Citer sur les particularités chez le sujet âgé.

➤ réponses p. 187

Rétinopathie pigmentaire

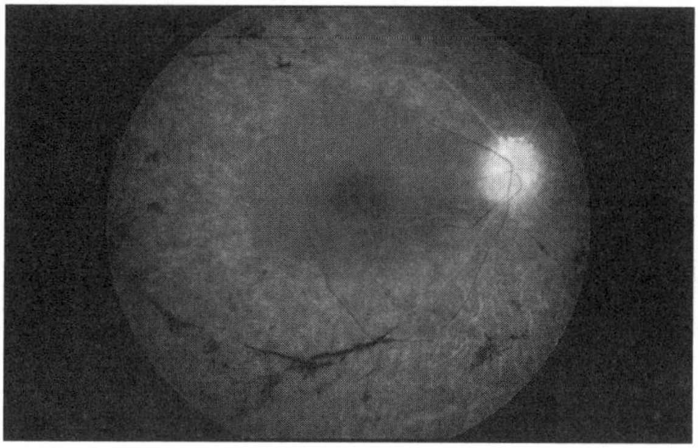

■ [1] 2 dégénérescences rétiniennes héréditaires :

....

....

....

■ [2] 5 caractéristiques de la maladie de Stargardt :

....

....

....

■ [3] 3 caractéristiques de la *rétinopathie pigmentaire* :

....

....

....

■ [4] 5 conséquences d'une maculopathie :

....

....

....

■ [5] 4 anomalies précliniques dans la maculopathie aux antipaludéens de synthèse :

....

....

....

■ [6] 4 causes d'œdème maculaire cystoïde :

....

....

....

■ [7] 4 anomalies au cours de la cécité corticale :

....

....

....

■ [8] 3 neuropathies optiques toxiques :

....

....

....

■ [9] 4 étiologies du syndrome chiasmatique :

....

....

....

■ [10] 7 facteurs de risque de rétinopathie aux APS :

....

....

....

■ [11] Quel est le principal signe de la rétinopathie pigmentaire ?

....

....

....

■ [12] Quelle maladie héréditaire touche spécifiquement les cônes ?

....

....

....

■ [13] Quels sont les 5 éléments de la surveillance ophtalmologique des Antipaludéens de Synthèse (Plaquenil©) ?

....

....

....

■ [14] Quels sont les principaux intérêts d'une échographie en mode B ?

....

....

....

■ [15] 1 étiologie à évoquer devant une hémianopsie bitemporale ?

....

....

....

■ [16] Quelle est la principale indication d'un champ visuel de Goldman (périmétrie cinétique) ?

....

....

....

■ [17] Quel est le principe de l'OCT (optical coherence tomography) ?

....

....

....

■ [18] 1 étiologie à évoquer devant une hémianopsie latérale homonyme d'apparition brutale ?

....

....

....

■ [19] Quels sont les diagnostics à évoquer devant un rétrécissement tubulaire du champ visuel ?

....

....

....

■ [20] Quelle est la tumeur oculaire maligne la plus fréquente chez l'adulte ?

....

....

....

■ [21] 2 éléments en faveur d'une cécité corticale en cas de BAV bilatérale ?

....

....

....

■ [22] 2 éléments du syndrome de Parinaud et 1 diagnostic à évoquer ?

....

....

....

Chapitre 21

Diplopie

100. Diplopie

- Argumenter les principales hypothèses diagnostiques et justifier les examens complémentaires pertinents.

➤ réponses p. 189

Paralysie du VI gauche

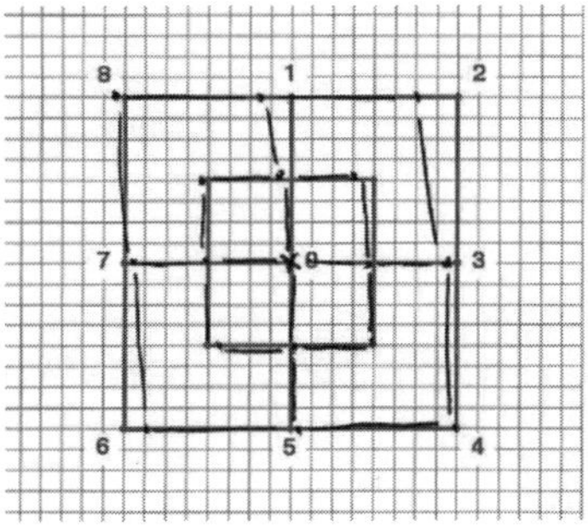

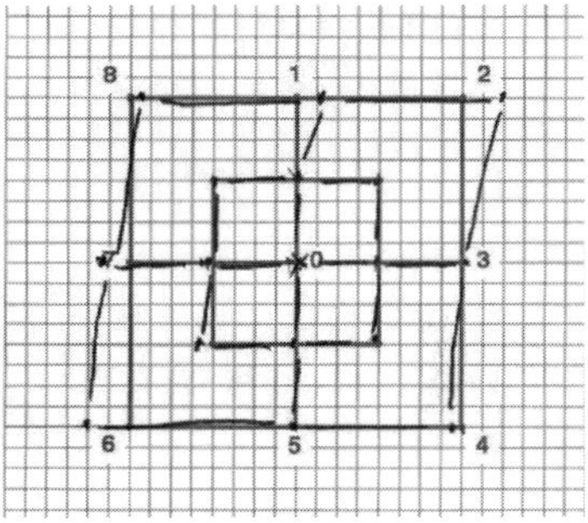

■ [1] 5 causes de diplopie monoculaire :

....

....

....

■ [2] 6 muscles oculomoteurs :

....

....

....

■ [3] 3 nerfs oculomoteurs :

....

....

....

■ [4] 7 causes de paralysies oculomotrices :

....

....

....

■ [5] 4 causes de diplopie douloureuse :

....

....

....

■ [6] 2 paralysies en cause dans la SEP :

....

....

....

■ [7] 4 causes de diplopie d'origine musculaire :

....

....

....

■ [8] 5 traitements d'une diplopie :

....

....

....

■ [9] 4 grandes causes de diplopie chez le jeune :

....

....

....

■ [10] 2 grandes causes de diplopie chez le sujet âgé :

....

....

....

■ [11] 4 examens ophtalmologiques dans une diplopie :

....

....

....

■ [12] 1 étiologie en cas de paralysie du III :

....

....

....

■ [13] 5 signes de paralysie du III :

....

....

....

■ [14] 8 urgences vitales devant une diplopie :

....

....

....

■ [15] 3 signes cliniques d'un syndrome de Claude-Bernard-Horner :

....

....

....

■ [16] Quel est le muscle atteint lors d'une paralysie du IV ?

....

....

....

■ [17] Quelles sont les causes de diplopie monoculaire ?

....

....

....

Chapitre 22

Strabisme de l'enfant

50. Strabisme de l'enfant

➥ Argumenter les principales hypothèses diagnostiques et justifier les examens complémentaires pertinents.

➤ réponses p. 191

Synoptophore

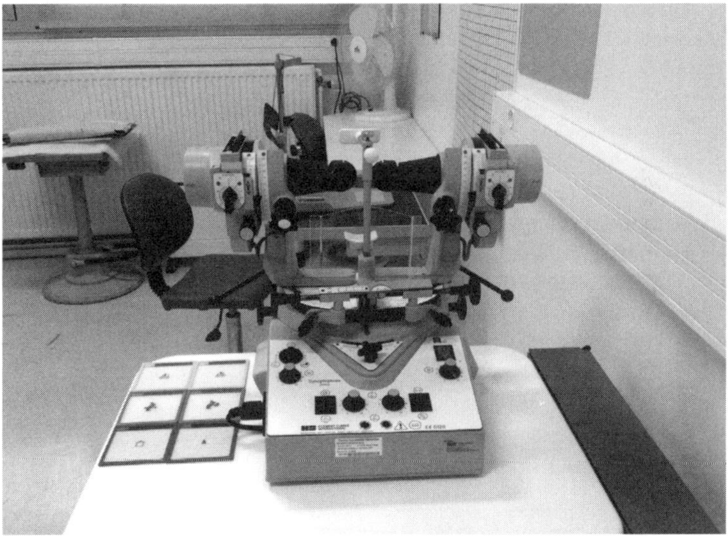

■ [1] 2 causes de leucocorie chez l'enfant :

....

....

....

■ [2] Quel est le diagnostic à éliminer en urgence devant un strabisme aigu ?

....

....

....

■ [3] 4 conséquences possibles d'une hypermétropie non corrigée chez l'enfant :

....

....

....

■ [4] 2 traitements du strabisme :

....

....

....

■ [5] 2 principes du traitement de l'amblyopie :

....

....

....

■ [6] 1 diagnostic différentiel de strabisme chez l'enfant :

■ [7] 5 données à connaître dans la prise en charge d'un strabisme :

■ [8] 1 diagnostic différentiel du strabisme chez l'enfant :

■ [9] 1re cause de strabisme chez l'enfant après 4 mois :

■ [10] Quel est le risque de ne pas traiter un strabisme chez l'enfant ? Par quel phénomène ?

■ [11] Quels sont les 2 principes du traitement d'un strabisme ?

....

....

....

■ [12] Dans quelle circonstance un strabisme n'est pas forcément pathologique ?

....

....

....

■ [13] Quel examen doit-on réaliser devant tout strabisme divergent ?

....

....

....

RÉPONSES

Chapitre 1
Sémiologie oculaire

[1] RPM direct et consensuel abolis
RPM d rect et consensuel œil sain conserves

[2] Hypothalamus
Ganglion Cervical Supérieur
Carotide Primitive
Orbite

[3] Innervation des muscles droits supérieur, médial, inférieur, oblique inférieur
Rpm
Accommodation
Innervation des muscles releveurs de la paupière supérieure

[4] Conjonctive tarsale ou palpébrale
Conjonctive bulbaire

[5] Test de schirmer (normal si imbibition>10mm après 3min)
Test au rose bengale
Break up time (film lacrymal intègre avec la fluorescéine >15 sec)

[6] Champ visuel de confrontation au doigt
Champ visuel cinétique : explore les atteintes neurologiques (ex: goldman, métrovision)
Champ visuel statique : explore les atteintes du nerf optique (ex : humphrey, octopus, métrovision)

[7] Macula = fovéa (1500 µm) incluant la fovéola au centre (400 µm)
Papille optique
Vaisseaux rétiniens

[8] *Épithélium pigmentaire*
Couche des photorécepteurs (cônes pour la vision des détails et des couleurs, bâtonnets pour la vision nocturne)
Membrane limitante externe
Couche nucléaire externe (noyaux des photorécepteurs)
Couche plexiforme externe (synapse photorécepteurs – cellules bipolaires)
Couche nucléaire interne (noyaux des cellules bipolaires, cellules horizontales, cellules amacrines et cellules de müller)
Couche plexiforme interne (synapse cellules bipolaires – cellules ganglionnaires – amacrines)
Couche des cellules ganglionnaires
Couche des fibres optiques (axones des cellules ganglionnaires)
Membrane limitante interne

[9] Microanévrismes
Hémorragies (hémorragies intra-rétiniennes, sous-rétiniennes, intra-vitréennes)
Nodules cotonneux (=nodules dysoriques)
Exsudats secs (=exsudats profonds)
Œdème papillaire

[10] Acuité visuelle
Fond d'œil
Champ visuel (central 10-2)
Erg (multifocal)
Vision des couleurs (altération axe bleu-jaune)
Oct
Angiographie à la fluorescéine

[11] Rétine neurosensiorelle avec photorécepteurs, cellules bipolaires et cellules ganglionnaires
Epithélium pigmentaire

[12] Cônes (vision périphérique)
Bâtonnets (vision des détails, couleurs)

[13] Choroïde
Corps ciliaires
Iris

[14] Ouverture de l'angle
Pigmentation angulaire
Encombrement trabéculaire
Niveau d'insertion de l'iris

[15] Racine de l'iris
Eperon scléral
Trabéculum
Anneau de Schwalbe

Chapitre 2
Greffes de cornée

[1] Prélèvement selon les règles d'asepsie et dans les meilleurs délais (<6h)
Restauration tégumentaire
Fiche médicale de donneur remplie
Prélèvement de sang (hiv 1 et 2, htlv1, hcv, hbv, syphilis)
Conditionnement du greffon conforme et transmission au centre de conservation

[2] ATCD de chirurgie du segment antérieur (cataracte)
Conjonctivite
kératocône

[3] HIV
Maladie de creutzfeld jakob
Hépatite virale aiguë

[4] SIDA
Hépatite virale aiguë
Encéphalite subaiguë spongiforme, maladie de Creutzfeld Jakob
Leucémie aiguë
Décès d'une pathologie du système nerveux central de physiopathologie inconnue (Alzheimer, SLA, SEP)

[5] Anorexie, cachexie
Parkinson
Sérologie syphilis positive

[6] Excision in situ (cornée et collerette sclérale)
Énucléation

[7] Rapidité de réalisation
Diminution du coût global
Restauration tégumentaire facilité
Mise en conservation rapide
Accueil favorable des familles

[8] Vérifier l'identité du donneur
Vérifier l'état des cornées
effectuer un prélèvement de sang en vue des sérologies
Vérifier la conformité des autorisations
assurer la restauration tégumentaire

[9] Inscription du patient sur le registre national informatisé des refus
Mauvais état cornéen
Hépatite virale aiguë

[10] Délivre une autorisation pour 5 ans à un établissement de santé une autorisation d'effectuer des prélèvements de cornée
Enregistre et inscrit sur une liste d'attente les patients en attente de greffe
Transmet au médecin préleveur la non-opposition du patient au prélèvement (registre national des refus)

[11] Pas de lymphatique
Pas de vaisseau sanguin
Peu de cellules

[12] Diamètre de la greffe (grande taille)
Vascularisation de la cornée
Nombre de greffe (dès la 2e)
Âge du patient (<12 ans)

[13] Rejet immunitaire
Retard d'épithélialisation du greffon
Hypertonie oculaire
Récidive de la maladie causale
Défaillance endothéliale du greffon
Astigmatisme postopératoire

[14] Kératite
Dystrophie bulleuse
Traumatisme perforant de cornée
Brûlure cornéenne
Kératocône

[15] Corticothérapie
Ciclosporine

[16] Kératocône
Kératite herpétique
Dystrophie bulleuse

[17] Kératoplastie transfixiante
Kératoplastie lamellaire (postérieure, profonde, postérieure)

[18] Greffe de cornée
Greffe de conjonctive
Greffe de limbe
Greffe de cellules souches
Greffe de membrane amniotique

[19] Dystrophie bulleuse (ou dystrophie de Fuchs, 1/4 des cas)

[20] Baisse d'acuité visuelle
Rougeur
Précipités rétrocornéens

Chapitre 3
Suivi d'un nourrisson, dépistage des troubles visuels

[1] Au 8e jour
Au 4e mois
Au 12e mois
Au 24e mois
À 6 ans

[2] Errance du regard
Incoordination oculaire
Strabisme
Nystagmus
Leucocorie
Anomalie de taille de la cornée
Malformation palpébrale

[3] Réflexe photomoteur (1e semaine)
Réflexe de poursuite (2-4e semaine)
Réflexe de fusion (4-12e semaine)
Réflexe de convergence (3e mois)

[4] Toxoplasmose : choriorétinite, microphtalmie
Rubéole : cataracte congénitale, microphtalmie

[5] Rétinoblastome
Cataracte congénitale

[6] Amétropie
Strabisme

[7] 15% (800 000 enfants)

[8] Dépistage précoce
Réfraction sous cycloplégique
Traitement d'une amétropie
Traitement d'une pathologie oculaire organique
Rééducation précoce de l'amblyopie (pénalisation)

[9] Réflexe photomoteur (lent et de faible amplitude)

[10] Réfraction sous cycloplégique
Examen du fond d'œil et lampe à fente
Bilan orthoptique (recherche d'un strabisme)

[11] Rétinoblastome (potentiellement mortel)

[12] Leucocorie (pupille blanche)
Strabisme

[13] Glaucome congénital (urgence)
Imperforation lacrymo-nasale

[14] Dès la naissance (mais lent et faible amplitude)

[15] Glaucome congénital

[16] Infections du groupe T.O.R.C.H (Toxoplasmose, Rubéole, CMV, Herpès virus)

[17] Arthrite juvénile idiopathique / Recherche de facteurs antinucléaires

[18] Bilatéralisation de l'atteinte ophtalmologique

[19] Mydriase paralytique
Anesthésie cornéenne
Ophtalmoplégie

Chapitre 4
Cataracte

[1] Baisse d'acuité visuelle
Photophobie
Halo
Diplopie monoculaire
Myopie d'indice

[2] Nucléaire
Corticale
Sous-capsulaire postérieure
Totale

[3] Sénile (la plus fréquente)
Traumatique (contusion, perforation)
Iatrogène (corticothérapie)
Congénitale (embryopathie, héréditaire)
Pathologiques (diabète, pathologie oculaire, trisomie 21)

[4] Baisse d'acuité visuelle prédominant de loin
Myopie d'indice

[5] Échographie mode A (biométrie oculaire pour le calcul de la longueur axiale)

[6] Topique (collyre)
Locorégionale
Générale

[7] Péribulbaire
Sous-ténonienne
Rétrobulbaire

[8] Extraction extracapsulaire
Extraction intracapsulaire

[9] Incision cornéenne
Capsulorhexis
Hydrodissection
Phakoémulsification
Lavage des masses corticales
Injection d'implant intraoculaire
Hydrosuture

[10] Décollement de rétine
Œdème maculaire (syndrome d'Irvine Gass)
Endophtalmie
Cataracte secondaire

[11] Pression intraoculaire
Fond d'œil

[12] Diabète
Iatrogénie (corticoïdes)
Traumatisme

[13] BAV progressive, bilatérale et asymétrique (vision de loin)
Photophobie
Diplopie monoculaire
Modification de la perception des couleurs (jaunissement)

[14] Cécité
Glaucome aigu par fermeture de l'angle (forme intumescente ou morganienne)
Complications générales : chute / perte d'autonomie

[15] Décollement de rétine
Œdème maculaire (syndrome d'Irvin Gass)

[16] Laser YAG (pas de traitement chirurgical)

[17] Echographie mode A (longueur axiale de l'œil)
Kératométrie (rayon de courbure de la cornée)

[18] Corticoïdes locaux ou par voie générale
Radiothérapie

[19] Aucun, diagnostic clinique

[20] Chirurgie de la cataracte (700 000 actes/an)

[21] Corriger en même temps les amétropies sphériques et cylindriques (astigmatisme)

[22] Sous anesthésie topique (la plupart du temps),
double désinfection cutanéomuqueuse à la bétadine
Incision cornéenne tunnélisée en 3 plans
Capsulorhexis
Hydrodissection
Phacoémulsification
Implantation
Hydrosuture
Antibioprophylaxie per opératoire

[23] Antibioprophylaxie per opératoire par Cefuxorime intra camérulaire

[24] Unilatéralité
Sujet jeune
Aspect en rosace

[25] Endophtalmie aiguë (il existe des endophtalmies chroniques)

Chapitre 5
Dégénérescence maculaire liée à l'âge

[1] Forme asymptomatique : maculopathie liée à l'âge (MLA) 40%
Forme atrophique (sèche) 40%
Forme exsudative (humide) 20%

[2] DMLA
Glaucome
Rétinopathie diabétique

[3] Cataracte
Trachome
Glaucome

[4] 8% (soit 1,5 million de personnes)

[5] Âge > 50 ans
Hérédité (RRx3)
Ethnie
Tabagisme (RRx3)

[6] BAV brutale
Scotome central
Métamorphopsies

[7] Hémorragie maculaire
Œdème rétinien
Drüsen
Atrophie de l'épithélium pigmentaire

[8] Hyperfluorescence du néovaisseau rétinien
Fuite de colorant sous rétinien voire intrarétinien

[9] Angiographie à la fluorescéine
Angiographie au vert d'indocyanine

[10] Angiographie
OCT

[11] Injections intravitréennes d'anti-VEGF
Photocoagulation au laser
Photothérapie dynamique (PDT)

[12] Rééducation orthoptique
Aides visuelles

[13] Anti-VEGF

[14] BAV progressive de loin et de près
BAV brutale associée à des métamorphopsies
Scotome central

[15] Drüsen
Atrophie de l'épithélium pigmentaire et de la choroïde

[16] Pegaptanib (Macugen®)
Ranibizumab (Lucentis®)
Aflibercet (Eylea®)

[17] Angiostatisme
Correction de l'hyperperméabilité capillaire des néovaisseaux

[18] Supplémentation vitaminique (vitamines C/E + anti oxydants)

[19] Visualisation des vaisseaux choroïdiens (recherche néovaisseaux occultes DMLA)

[20] BAV de près
Métamorphopsies (monoculaire de près)
Micropsies
Diplopie monoculaire
Troubles de la vision binoculaire

[21] Néovaisseaux visibles
Néovaisseaux choiroïdiens occultes
Décollement de l'épithélium pigmentaire néovascularisé
Anastomose chorio-rétinienne

Chapitre 6
Sclérose en plaques

[1] NORB
Paralysies oculomotrices

[2] Paralysie du VI
Paralysie supranucléaire progressive

[3] Limitation de l'adduction de l'œil droit
Nystagmus de l'œil gauche en abduction
Limitation de la latéralité droite
Mouvement de convergence conservé

[4] Baisse d'acuité visuelle rapidement progressive
Douleurs rétro-oculaires aux mouvements du globe
Signe de Marcus Gunn
Fond d'œil normal

[5] Fond d'œil normal
Œdème papillaire discret
Périphlébites veineuses

[6] Champ visuel
Vision des couleurs

[7] Synthèse intra-thécale d'immunoglobulines
Présence de lésions à l'IRM

[8] Scotome central
Scotome caeco-central

[9] Synthèse intra-thécale d'IgG
Stérile
Protéinorachie modérée ou normale
Lymphocytose modérée
Normale (n'élimine pas le diagnostic)

[10] Alcoolo-tabagique
Sclérose en plaques
Diabète
Médicament : éthambutol

[11] Ophtalmoplégie inter nucléaire (atteinte de la bandelette longitudinale postérieure)

[12] IRM à la recherche lésions lors de la première poussée

[13] Corticothérapie (bolus 1g pendant 3 jours puis relai PO avec décroissance sur 11 jours)

[14] Neuromyélite optique (Maladie de Devic) / recherche anticorps anti aquaporine 4

[15] Champ visuel de Goldmann
IRM cérébrale et du nerf optique

Chapitre 7
Rétinopathie hypertensive

[1] Rétrécissement artériel diffus
Hémorragies rétiniennes
Exsudats secs
Nodules cotonneux
Œdème papillaire

[2] Reflet cuivré artériolaire
Signe du croisement artérioveineux
Rétrécissement artériel en regard d'un croisement artérioveineux
Engainement vasculaire
Occlusion de branche veineuse

[3] Vasoconstriction artérielle active
Barrière hématorétinienne

[4] Nodule cotonneux
Hémorragies profondes
Perles d'Elschnig (ischémie choroïdienne)

[5] Œdème rétinien
Œdème papillaire
Hémorragies en flammèche superficielles

[6] Petites lésions blanches profondes
Petites taches pigmentées profondes
Décollement de rétine exsudatif

[7] Vasoconstriction artérielle diffuse
Vasoconstriction focale artérielle

[8] Stade 1 : rétrécissement artériel diffus
Stade 2 : stade 1 + exsudats secs, hémorragies rétiniennes, nodules cotonneux
Stade 3 : stade 2 + œdème papillaire

[9] Stade 1 : signe du croisement artérioveineux
Stade 2 : stade 1 + rétrécissement en regard de l'artère
Stade 3 : stade 2 + engainement vasculaire ou OBVR

[10] OACR ou OBAR
OVCR ou OBVR

[11] HTA
Diabète
Occlusion de veine centrale de la rétine
Lupus
Embolie graisseuse

[12] Nodules cotonneux
Hémorragies rétiniennes profondes

[13] Exsudats secs (œdème maculaire au maximum)
Hémorragies superficielles en flammèche

[14] Rétinopathie hypertensive
Athérosclérose

[15] Œdème papillaire bilatéral
Absence d'hémorragies
Papille de coloration normale

[16] Rétinopathie hypertensive
NOIA
OACR
OVCR
Choroidopathie hypertensive

Chapitre 8
Neuropathie optique ischémique antérieure

[1] Horton
Artériosclérose

[2] Baisse d'acuité visuelle
Diminution du réflexe pupillaire
Œdème papillaire
Hémorragies péripapillaires en flammèche

[3] Hyperfluorescence tardive de la papille (œdème papillaire)
Défaut de remplissage en secteur de la papille
Défaut de remplissage choroïdien (en faveur de la maladie de horton)

[4] Début après 50 ans
Céphalées récentes
Sensibilité ou diminution des battements d'une artère temporale
VS > 50mm à la 1re heure
Biopsie de l'artère temporale : artérite avec infiltrat à cellule mononucléee ou granulome avec présence de cellules géantes

[5] Signes systémiques
Épisode d'amaurose fugace
Défaut de remplissage choroïdien à l'angiographie
Modifications des artères temporales

[6] Fièvre inexpliquée
Syndrome pseudogrippal
Céphalées, douleurs du scalp
Claudication de la mâchoire
Amaigrissement, anorexie

[7] Champ visuel
Angiographie à la fluorescéine

[8] Œdème papillaire bilatéral (HTIC), unilatéral (NOIA)
Papille bien colorée (HTIC), pâle (NOIA)
Pas d'hémorragies en flammèche péripapillaires (HTIC), présence d'hémorragies en flammèche (NOIA)
Élargissement de la tâche aveugle au champ visuel (HTIC), déficit altitudinal (NOIA)

[9] Bolus IV de corticoïdes
Relais per os de corticoïde à la dose de 1mg/kg/j
Diminution progressive des corticoïdes après un mois de traitement sous contrôle de la VS et CRP

[10] Artère ciliaire postérieure (branche de l'artère ophtalmique issue de la carotide interne)

[11] Artérite oblitérante de l'artère ophtalmique ou de ses branches
Neuropathie optique ischémique antérieure aigue
Embolie à point de départ carotidien
Neuropathie optique rétro bulbaire

[12] Neuropathie optique ischémique antérieure aigue (NOIA)
Occlusion de l'artère centrale de la rétine

[13] Récidive (décroissance trop rapide des corticoïdes, inobservance thérapeutique)
Choriorétinite séreuse centrale favorisée par les corticoïdes

[14] CRP (ou VS)

Chapitre 9
Occlusion de l'artère centrale de la rétine

[1] Baisse d'acuité visuelle brutale
Mydriase aréactive
Macula rouge cerise
Retard extrême de remplissage artériel à l'angiographie à la fluorescéine
Rétrécissement artériel diffus

[2] Embolie
Thrombose
Trouble de la coagulation

[3] CRP (Horton)
ETO
Échographie des troncs supra-aortiques
Bilan sanguin (hémostase, NFS, plaquettes, bilan lipidique)

[4] Fibrinolyse
Hypotonisant (ponction d'humeur aqueuse, Diamox® IV)
Vasodilatateur IV
Anticoagulant ou antiagrégant plaquettaire

[5] Athérome carotidien
Cardiopathie emboligène
Embolie graisseuse
Embolie tumorale (myxome de l'oreillette)

[6] Maladie de Horton

[7] Baisse d'acuité visuelle modérée souvent (>5/10 dans 80%)
Amputation du champ visuel
Œdème rétinien en secteur
Embole souvent visible à la bifurcation artérielle

[8] HTA
Syndrome de Purtscher
Occlusion veineuse
Diabète
SIDA
Collagénose (LEAD, PAN)
Embolie graisseuse
Oancréatite aiguë

[9] Circulation terminale
Double circulation rétinienne et choroïdienne
Macula vascularisée par la choroïde essentiellement (rouge cerise en cas d'OACR)

[10] Blanc
Duveteux
Superficiel au-dessus des vaisseaux
Contours flous

[11] OACR

[12] Syndrome de Susac (SICRET)

[13] Sténose artère carotide interne gauche

[14] Maladie de Horton
Endocardite infectieuse

[15] Rétrécissement diffus du calibre artériel
Œdème rétinien ischémique blanc laiteux
Macula rouge cerise

[16] Aucun : diagnostic clinique

Chapitre 10
Occlusion de la veine centrale de la rétine

[1] Veines dilatées et tortueuses
Œdème papillaire
Nodules cotonneux
Hémorragies rétiniennes disséminées

[2] Âge
HTA
Diabète
Tabac
Hypercholestérolémie
hypertonie oculaire

[3] Forme non ischémique (3/4)
Forme ischémique (1/4)

[4] Acuité visuelle effondrée
Réflexe pupillaire aboli
Nombreuses hémorragies en tâche
Nodules cotonneux
Vastes zones ischémiques à l'angiographie

[5] Favorable
Forme ischémique (1/4 des formes non ischémiques)
Glaucome néovasculaire
Néovaisseaux prérétiniens ou prépapillaires
OMC

[6] Hémodilution isovolémique
Anti-VEGF
Corticoïdes
Photocoagulation laser

[7] Déficit en protéine C, protéine S, antithrombine
Résistance à la protéine C activée
Syndrome des antiphospholipides
Hyperhomocystéinémie

[8] Néovaisseaux prérétiniens
Vaste ischémie rétinienne à l'angiographie
Œdème maculaire cystoïde

[9] Ischémie maculaire
Hémorragie intravitréenne
Œdème maculaire cystoïde

[10] Photocoagulation au laser maculaire
Anti-VEGF
Corticoïdes

[11] Forme ischémique
Occlusion de l'artère cilio-rétinienne associée

[12] Angiographie à la fluorescéine (retard circulatoire majeure en cas de forme ischémique)

[13] Athérosclérose
Hypertonie oculaire

[14] Non, pas de bilan nécessaire (seulement recherche de facteurs de risque cardiovasculaires)

Chapitre 11
Anomalies de la vision d'apparition brutale

[1] NORB
Atteintes des voies optiques chiasmatiques et rétrochiasmatiques (tumeur ou vasculaire)

[2] Hémorragie intravitréenne
Hyalite

[3] Myodésopsies (décollement du vitré postérieur)
Phosphènes (déchirure rétinienne)
Amputation du champ visuel
BAV en voile noir (décollement macula)

[4] Rétinopathie diabétique proliférante
Néovaisseaux d'une OVCR ou OBVR
Déchirure rétinienne
Syndrome de Terson

[5] OACR
OVCR
Décollement de rétine
Toxoplasmose choriorétinienne
NOIA
DMLA exsudative

[6] Échographie oculaire mode B (recherche d'un décollement de rétine)

[7] Glaucome aigu par fermeture de l'angle
Kératite aiguë
Uvéite antérieure aiguë

[8] Baisse brutale d'acuité visuelle douloureuse
Cercle périkératique
Œdème de cornée
Hypertonie oculaire (aspect bille de bois à la palpation)
Chambre antérieure étroite sur l'œil adelphe
Nausées, vomissements

[9] Pseudophaque ou aphaque
Traumatisme oculaire

ATCD de DR controlatéral (10%)
Tractionnel (rétinopathie diabétique proliférante)
Déchirure rétinienne
Myopie forte
Sujet âgé
Vitréorétinopathie familiale
Glaucome à angle ouvert

[10] Phosphènes
Myodésopsies

[11] Baisse d'acuité visuelle
Amputation du champ visuel
Hypotonie oculaire
Myodésopsies

[12] Cécité monoculaire transitoire
Migraine ophtalmique
Insuffisance vertébrobasilaire
HTIC (éclipses visuelles)

[13] Rétinite à CMV
Rétinochoroïdite toxoplasmique
Kératite herpétique
Zona ophtalmique
Syphilis secondaire

[14] Myopie forte
Idiopathique
Antécédent de chirurgie de la cataracte

[15] SEP
Lyme
Sarcoïdose

[16] Toxoplasmose

[17] Œdème papillaire bilatéral
Absence d'hémorragies
Papille de coloration normale

[18] Drüsen de la papille
Petite papille d'hypermétrope

[19] Hyalite
Hémorragie intra-vitréenne

[20] Décollement de rétine
FO au verre aux 3 miroirs

[21] Sujet jeune
Sexe masculin

Personnalité de type A
Prise de glucorticoides
Infection par Helicobacter Pylori
Iatrogénie (sildénafil)

[22] Toxoplasmose

[23] NFS bi-hebdomadaire (risque d'anémie mégaloblastique)

Chapitre 12
Traumatismes oculaires

[1] Fistule carotido-caverneuse (gravissime)

[2] Kératite
Hyphéma
Iridodialyse
Rupture du sphincter irien
Mydriase
Désinsertion zonulaire
Cataracte traumatique
Luxation du cristallin
Hypertonie oculaire
Hémorragie sous-conjonctivale

[3] Œdème de berlin
Déchirure rétinienne
Hémorragie intravitréenne
Déchirure choroïdienne
Rupture du globe oculaire

[4] Déficit afférent pupillaire
Rupture de globe
Plaie postérieure
Absence de perception lumineuse
Lacération palpébrale

[5] Taille > 4mm
Multiples
Rond

[6] Radiographie orbitaire
Scanner orbitaire (IRM contre-indiquée)

[7] Endophtalmie
Cataracte traumatique
Décollement de rétine

[8] Ophtalmie sympathique
Sidérose ou chalcose selon la nature du CE

[9] Hématocornée
Hypertonie intraoculaire
Synéchies iridocristalliniennes

[10] Plaie de l'iris
Rupture du sphincter irien
Iridodialyse
Synéchies iridocristaliniennes
Synéchies iridocornéennes

[11] Test à la fluorescéine (recherche d'un phénomène de seidel)
Retourner la paupière supérieure

[12] Exophtalmie pulsatile
Dilatation des veines episclérales en tête de méduse avec chémosis
Thrill

[13] Post traumatique

[14] Post traumatique
Rupture d'anévrysme de la carotide intra caverneuse

[15] Hématome intra-orbitaire
OACR
Contusion du nerf optique

[16] Acuité visuelle (médicolégale)

[17] Douleur
Rougeur oculaire (cercle périkératique)
Blépharospasme
Photophobie
Larmoiement

Chapitre 13
Brulûres oculaires

[1] Industriel
Domestique
Agression

[2] Nature : base
Désépithélialisation cornéenne
Atteinte stromale cornéenne
Ischémie conjonctivale

[3] Lavage oculaire (20 minutes)
Collyre corticoïde
Collyre cycloplégique (mydriatique)
Collyre antibiotique

[4] Coup d'arc

[5] Brûlure par base : ammoniaque
Brûlure par acide avec ph < 2,5
Brûlure thermique des paupières et des voies lacrymales

[6] Neutraliser le produit
Ne pas laver en urgence
Ne pas déplisser les culs de sac conjonctivaux

[7] Ophtalmie des neiges
Phototraumatisme maculaire

[8] Brûlures basiques : risque de pénétration rapide cornéen

[9] Désépithélialisation cornéenne
Atteinte du stroma cornéen
Ischémie conjonctivale

Chapitre 14
Œil rouge et/ou douloureux

[1] Baisse d'acuité visuelle
Douleurs profondes

[2] Conjonctivite virale (adénovirus...)
Conjonctivite bactérienne
Syndrome sec oculaire
Hémorragie sous-conjonctivale

[3] Conjonctivite à gonocoque
Conjonctivite à chlamydiae
Imperforation du canal lacrymo-nasal

[4] Éviction de l'allergène
Lavage oculaire
Collyre anti-histaminique
Collyre anti-dégranulant mastocytaire
Collyre corticoïde

[5] Notion de contage
Adénopathie prétragienne
Sécrétions claires
Évolution spontanée favorable

[6] Kératite aiguë
Uvéite antérieure
Glaucome aigu par fermeture de l'angle
Glaucome néovasculaire

[7] Traitement hypotonisant par voie générale (acétazolamide, mannitol)
Collyre hypotonisant
Collyre myotique
Iridotomie périphérique
Traitement préventif de l'œil adelphe

[8] Spondylarthrite ankylosante (HLA B27)
Uvéite herpétique
Sarcoïdose
Maladie de behçet
Arthrite chronique juvénile

[9] Collyre mydriatique
Collyre corticoïde
Traitement de la maladie de fond

[10] Précipités rétro-descemétiques
Tyndall
Flare
Synéchies irido-cristalliniennes
Myosis
Cercle périkératique

[11] Collyre mydriatique (prévention des synéchies, à visée antalgique)
Corticothérapie locale en collyre et en pommade

[12] Paralysie faciale ++
Post opératoire
Ectropion
Chalazion

[13] Bilatéralisation
Atrophie optique / cécité
Atrophie irienne

[14] Uvéite herpétique
Syndrome de posner-schlossman
Glaucome aigu par fermeture de l'angle

[15] Maladie de Behçet
Syphilis
Sarcoïdose
Colite inflammatoire (Crohn, RCH)

[16] Lymphome oculo-cérébral

[17] Idiopathique (60%)

[18] Polyarthrite rhumatoïde 15%

[19] Kératite aiguë
Uvéite antérieure aiguë
Glaucome aigu
Traumatisme oculaire
Endophtalmie

[20] HTA
Tt anticoagulant (à ne pas arrêter)
Traumatisme oculaire (corps étranger intra oculaire)

[21] Test à la néosynéphrine (vasoconstricteur) : blanchissement en cas d'épisclérite / rougeur persistante en cas de sclérite

[22] Blocage pupillaire
Blocage trabéculaire

[23] Inflammation intra oculaire
Corticothérapie prolongée

[24] Aucun (rassurer ++ banal)

[25] Douleurs superficielles intenses
Blépharospasme
Photophobie
Larmoiement
BAV variable

[26] Glaucome néovasculaire
Uvéite hypertensive

[27] Obscurité (passage en mydriase)
Anesthésie générale
Stress
Médicaments (anticholinergiques, tricycliques, sympathomimétiques)

[28] Amibe (grave ++)

[29] Aspect de dendrite (toutes les dendrites ne sont pas forcément des herpès)

[30] Gonioscopie à la recherche d'une fermeture de l'angle

[31] IVT d'antibiotiques en urgence : vancomycine + ceftazidime ou amikacine
Antibiothérapie IV
Topique : atropine, corticoïdes
Antalgiques
Discussion vitrectomie

[32] Acuité visuelle très diminuée (perception lumineuse)
Pas de récupération après la première IVT d'antibiotiques

[33] Uvéite herpétique
SPA
Syndrome de Possner
Hétérochromie irienne de Fuchs
Toxoplasmose

[34] SPA
Maladie de Behcet
Endophtalmie

[35] Kératite herpétique nécrosante (pré perforante)
Kératite amibienne

[36] Hémorragie sous conjonctivale
Conjonctivite

[37] Uvéite HLA B27

[38] Uvéite antérieure aigue
Kératite
Glaucome aigu par fermeture de l'angle

[39] Herpès
Amibe (moins fréquent)

Chapitre 15
Rétinopathie diabétique

[1] 40% dans le diabète de type 1 (évolution à 20 ans)
20% dans le diabète de type 2

[2] Épaississement de la membrane basale
Perte des péricytes
Perte des cellules endothéliales
Microanévrismes

[3] Microanévrismes
Nodules cotonneux
Hémorragies punctiformes
Exsudats secs
Hémorragies rétiniennes profondes en tâche
Veines en chapelet
Anomalies microvasculaires intrarétiniennes (AMIRS)

[4] Décollement de rétine tractionnel
Hémorragie intravitréenne
Glaucome néovasculaire
Œdème maculaire

[5] Rétinopathie diabétique non proliférante minime
Rétinopathie diabétique non proliférante modérée
Rétinopathie diabétique non proliférante sévère (préproliférante)
Rétinopathie diabétique proliférante non compliquée
Rétinopathie diabétique proliférante compliquée

[6] Maculopathie diabétique minime (à distance du centre de la macula)
Maculopathie diabétique modérée (affleurant le centre de la macula)
Maculopathie diabétique sévère (atteignant le centre de la macula)

[7] Œdème maculaire diffus
Œdème maculaire focal
Œdème maculaire ischémique

[8] Puberté et adolescence
Grossesse
Équilibre rapide glycémique
Chirurgie de la cataracte
Décompensation tensionnelle ou rénale

[9] Équilibre glycémique
Équilibre tensionnel
Laser rétinien
Corticoïde intravitréen
Anti-VEGF intravitréens

[10] Photocoagulation panrétinienne au laser en urgence

[11] Traitement systémique (équilibre tensionnel et glycémique)
Laser maculaire (laser focal, grid maculaire)
Corticoïde intravitréen
Anti-VEGF intravitréen

[12] Hémorragies rétiniennes dans les 4 quadrants
Dilatation des veines en chapelet dans 2 quadrants
AMIR dans 1 quadrant
(Règle du 4-2-1)

[13] Équilibre glycémique (switch pour l'insuline si nécessaire)
Équilibre tensionnel
Photocoagulation panrétinienne au laser
Surveillance rapprochée

[14] Œdème maculaire (cystoide ou non)
Maculopathie ischémique
HIV
DR tractionnel
Glaucome néovasculaire
Placard d'exsudats profonds alvéolaires

[15] Ancienne du diabète
Diabète déséquilibré
HTA associée mal équilibrée
Microalbuminurie

Chapitre 16
Glaucome chronique

[1] Hypertonie oculaire (>21mmHg)
Élargissement de l'excavation papillaire (c/d>0,3)
Altérations du champ visuel

[2] Cinétique (Goldman, Métrovision)
Statique (Humphrey, Octopus, Métrovision)

[3] Prostaglandine
Béta-bloquant
Agoniste alpha2-adrénergique
Inhibiteur de l'anhydrase carbonique

[4] Insuffisance hépatique sévère
Insuffisance rénale
Allergie aux sulfamides

[5] Trabéculoplastie au laser
Trabéculectomie chirurgicale
Slérectomie profonde non perforante
Cyclodestruction transsclérale

[6] ATCD familiaux d'hypertonie oculaire ou de glaucome
Âge > 40 ans
Hypotension artérielle
Diabète
Ethnie noire
Myopie

[7] Glaucome chronique à angle ouvert
Glaucome à pression normale
Glaucome cortisonique
Glaucome juvénile
Glaucome du myope fort
Glaucome pigmentaire

[8] Théorie mécanique : compression de la tête du nerf optique
Théorie ischémique : hypoperfusion de la tête du nerf optique

[9] Acuité visuelle
Pachymétrie cornéenne

pression intraoculaire
Gonioscopie
Excavation papillaire
Mesure des fibres optiques à l'OCT
Champ visuel

[10] Déficit péricentral isolé
Ressaut nasal
Déficit arciforme de Bjerrum
Persistance d'un ilôt central

[11] Rougeur / irritation locale
Modification de la couleur de l'iris
Accélération de la pousse des cils

[12] Inférieure ou égale à 21 mmHg
Quelles sont les 2 méthodes de mesure de la PIO ?
Tonomètre à aplanation (méthode de référence)
Tonomètre à air pulsé

[13] Beta bloquants
Agonistes alpha 2 adrénergiques
Inhibiteurs de l'anhydrase carbonique

[14] Analogues de prostaglandines
Collyres myotiques parasympathicomimétiques
Adrénaline et composés adrénaliniques

[15] Cataracte
Hypotonie précoce avec décollement choroïdien
Infection du globe oculaire par la fistule

[16] Ressaut nasal
Scotome arciforme de Bjerrum
Rétrécissement concentrique
Champ visuel agonique

[17] Recherche sur ou sous-estimation de la PIO
(cornée trop épaisse surestime PIO)

Chapitre 17
Ophtalmopathie basedowienne

[1] Bilatérale
Axile
Réductible
Non pulsatile

[2] Rétraction palpébrale supérieure
Asynergie oculo-palpébrale
Œdème et rougeur des paupières

[3] Confirmation de l'exophtalmie par mesure de l'index oculo-orbitaire (>70)
Épaississement des muscles oculo-moteurs
Fibroses des muscles (filiformes et rétractés)
Augmentation du compartiment graisseux orbitaire
Élimine une tumeur intra-orbitaire

[4] Tumeurs (gliome du nerf optique, lymphome, adénome de la glande lacrymale, métastases)
Cellulite orbitaire
Fistules artério-veineuses
Inflammation orbitaire non spécifique

[5] Kératite ponctuée superficielle voire ulcère de cornée
Diplopie
Altération du champ visuel par compression du nerf optique
Hypertonie oculaire

[6] Exophtalmomètre de Hertel (> 20 mm)
Index oculo-orbitaire mesuré au scanner ou à l'IRM orbitaire

[7] Traitement de la dysthyroïdie
Traitement de l'ophtalmopathie (agent mouillant cornéen, prisme pour la diplopie, collyre hypotonisant)
Traitement anti-inflammatoire (corticoïde, radiothérapie externe)
Traitement chirurgical

[8] Décompression orbitaire
Chirurgie des muscles si diplopie
Chirurgie palpébrale

[9] Exophtalmie maligne

[10] Exophtalmie unilatérale
Pulsatile
Contexte de traumatisme
Dilatation des vaisseaux conjonctivaux en tête de méduse
Douleur
Souffle à l'auscultation

[11] Bilatérale
Indolore
Axile
Réductible
Symétrique

Chapitre 18

Pathologie des paupières

[1] Soins des paupières (massage)
Pommade corticoïde
Incision chirurgicale

[2] Entropion sénile spasmodique
Entropion cicatriciel

[3] Ectropion sénile
Ectropion cicatriciel
Ectropion paralytique

[4] Ptôsis neurogène (CBH, paralysie du III)
Ptôsis traumatique
Ptôsis sénile (désinsertion aponévrotique)
Ptôsis myogène (myasthénie, ptôsis congénital)

[5] Dissection carotidienne
Rupture d'anévrisme

[6] Plaie du septum orbitaire
Plaie du bord libre
Plaie des canalicules lacrymaux
Plaie du muscle releveur de la paupière

[7] Carcinome basocellulaire
Mélanome

[8] Test à la fluorescéine (kératite sèche)
Break-up time (qualité du film lacrymal, pathologique si < 10 sec)
Test de Schirmer (quantité de sécrétion, pathologique si < 5 mm en 5 min)

[9] lagophtalmie
Signe de Charles Bell
Ectropion du point lacrymal
Sécheresse oculaire
Hyperacousie douloureuse
Agueusie des 2/3 antérieurs de la langue
Hypoesthésie de la zone de Ramsay-Hunt

[10] Entropion
Trichiasis
Distichiasis

[11] Paralysie du III (anévrysme artériel cérébral)
Syndrome de Claude Bernard Horner (dissection carotidienne)

[12] Carcinome de la paupière

[13] Paralysie du III (Anévrysme terminaison carotide interne)
Syndrome de Claude-Bernard-Horner
Myasthénie
Traumatisme

[14] Blépharite antérieure : cils
Blépharite postérieure : bord libre

[15] Furoncle du bord libre de la paupière centrée sur un follicule pilosébacé du cil
Pommade antibiotique (anti staphylococcique) pendant 8 jours

[16] Diabète

Chapitre 19
Troubles de la réfraction

[1] Myopie
Hypermétropie
Astigmatisme
Presbytie

[2] Hypermétropie
Presbytie
Astigmatisme

[3] Myopie
Astigmatisme

[4] Myopie axile
Myopie d'indice
Myopie de courbure

[5] Verres correcteurs
Lentilles de contact
Chirurgie réfractive

[6] PKR : photokératectomie réfractive
LASIK
Kératotomie radiaire

[7] Psychotropes anticholinergiques
Substance atropinique
Paralysie du IIIe nerf crânien
Intoxication au plomb
Diphtérie
Encéphalite
Botulisme

[8] Trouble de la réfraction
Pathologie oculaire
Pathologie des voies optiques

[9] Skiascopie
Ophtalmomètre de Javal
Autoréfractomètre

[10] Échelle de Monoyer
Échelle des E de Snellen
Échelle des anneaux brisés de Landolt
Échelle ETDRS

[11] Décollement de rétine
Glaucome chronique
Cataracte

[12] Strabisme convergent et risque d'amblyopie chez l'enfant
Crise aiguë de fermeture de l'angle irido-cornéen
Presbytie « précoce »

[13] Réfractométrie sous cycloplégique (Skiacol® ou Atropine®)

[14] Atrophie maculaire
Néovaisseau du myope fort
Macula bombée
Rupture de la membrane de Brusch

[15] Membrane épimaculaire
Décollement de rétine
Trou maculaire
Fovéoschisis

[16] Verres cylindriques

[17] Injection intravitréenne d'anti-VEGF

Chapitre 20
Altération de la fonction visuelle

[1] Maladie de Stargardt
Rétinopathie pigmentaire

[2] Baisse d'acuité visuelle sévère progressive
Transmission autosomique récessive
Maculopathie en œil de bœuf
Tâches flavimaculées
Silence choroïdien à l'angiographie

[3] Héméralopie (atteinte des bâtonnets)
Ostéoblastes rétiniens
Transmission variable

[4] Baisse d'acuité visuelle indolore
Métamorphopsies
Diminution de la sensibilité aux contrastes
Micropsies
Dyschromatopsie bleu-jaune

[5] Dyschromatopsie bleu-jaune
Scotome annulaire périfovéolaire
Altérations de l'électrorétinogramme (ERG)
Rupture de l'intégrité de la ligne IS-OS et amincissement en secteur de la Rétine en SD-OCT

[6] Rétinopathie diabétique
Occlusion veineuse rétinienne
Syndrome d'Irvine Gass (OMC post chirurgie de la cataracte)
Uvéite postérieure et intermédiaire

[7] Cécité brutale bilatérale
Anosognosie
Réflexe photomoteur conservé
Fond d'œil normal

[8] Neuropathie toxique éthylique
Neuropathie toxique à l'éthambutol
Neuropathie toxique au plomb

[9] Adénome hypophysaire
Méningiome du tubercule de la selle turcique de l'adulte
Gliome du chiasma chez l'enfant
Crâniopharyngiome

[10] Dose cumulée (ex : plaquenil > 1000 g)
Dose quotidienne
Durée > 5 ans
Surpoids
Insuffisance hépatique ou rénale
Maladie rétinienne associée
Âge élevé

[11] Héméralopie (ou gêne à la vision de nuit)

[12] Maladie de Stargardt

[13] Acuité visuelle
Fond d'œil
Champ visuel

Vision des couleurs
ERG ou SD-OCT

[14] Evaluation de la rétine quand il existe un trouble des milieux
Diagnostic de tumeur intraoculaire (mélanome...)

[15] Atteinte chiasmatique (adénome hypophysaire)

[16] Recherche d'un déficit périphérique

[17] Obtenir des coupes de la rétine (intérêt dans les pathologies maculaires)

[18] AVC ischémique

[19] Maladie d'Alzheimer
Rétinite pigmentaire
Glaucome agonique
Simulation

[20] Mélanome de l'uvée (choroïde surtout)

[21] Conservation des réflexes photomoteurs
Anosognosie

[22] Paralysie de la verticalité
Paralysie de la convergence
Pinéalome

Chapitre 21
Diplopie

[1] Astigmatisme important
Taie cornéenne
Kératocône
Cataracte
Iridodialyse traumatique

[2] Droit médial
Droit latéral
Droit supérieur
Droit inférieur
Oblique inférieur
Oblique supérieur

[3] Nerf oculomoteur (III)
Nerf trochléaire (IV)
Nerf abducens (VI)

[4] Traumatique
Tumorale

Vasculaire (AVC, anévrismes)
Métabolique (diabète)
Musculaire
Douloureuses (Horton)
Inflammatoire (SEP)
Infectieuse (méningite)

[5] Anévrisme de la carotide interne (supraclinoïdien)
Maladie de Horton
Syndrome de Tolosa-Hunt (granulomatose)
Diabète

[6] Paralysie du VI
Paralysie internucléaire antérieure

[7] Myasthénie
Myosite
Maladie de Basedow
Ophtalmoplégie externe progressive

[8] Traitement causal
Occlusion de l'œil dévié
Prismation
Injection intramusculaire de toxine botulique
Chirurgie des muscles oculomoteurs

[9] Anévrisme intracrânien
Tumeur
SEP
Myasthénie

[10] AVC
Tumeur

[11] Inspection : œil dévié, majoration de la déviation
Cover-test
Test au verre rouge
Test de hess-lancaster

[12] Anévrisme intracrânien

[13] Ptôsis
Paralysie de l'abaissement, l'élévation et adduction
Mydriase aréflexique
Paralysie de l'accommodation
Œil en divergence au repos

[14] Anévrysme de la carotide interne
HTIC sévère
Botulisme

Encéphalopathie de Gayet-Wernicke
AVC
Maladie de Horton
Tétanos
Diphtérie

[15] Ptosis (par paralysie du muscle de Muller)
Myosis
Enophtalmie

[16] Oblique supérieur (en bas et en dedans)

[17] Atteinte cornéenne : astigmatisme, taie cornéenne, kératocone
Atteinte irienne : iridodialyse traumatique
Atteinte cristalinienne : cataracte

Chapitre 22
Strabisme de l'enfant

[1] Cataracte congénitale
Rétinoblastome

[2] Paralysie du VI sur HTIC (tumeur de la fosse postérieure)

[3] Vision floue
Spasme accommodatif
Strabisme convergent
Céphalées

[4] Traitement de la déviation (verres correcteurs, chirurgie)
Traitement de l'amblyopie

[5] Correction optique totale
Pénalisation du bon œil

[6] Épicanthus

[7] Isoacuité
Intermittence
Pathologie organique oculaire
Correspondance rétinienne anormale
Motricité oculaire : paralysie oculomotrice

[8] Paralysie du VI sur HTIC

[9] Strabisme convergent accommodatif sur hypermétropie

[10] Amblyopie fonctionnelle par un phénomène de suppression de l'image non convergente

[11] Traitement de l'amblyopie (occlusion de l'œil sain)
Traitement de la déviation (correction optique totale ± prise en charge chirurgicale)

[12] Strabisme avant 4 mois

[13] Imagerie cérébrale

Aubin IMPRIMEUR

Achevé d'imprimer en février 2015
Dépôt légal, février 2015 / N° d'impression 1502.0078
Imprimé en France